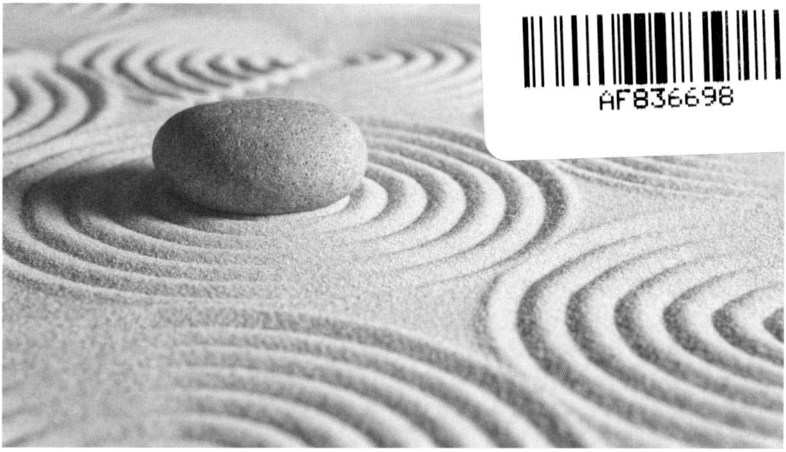

Vorwort

Als im Herbst letzten Jahres mein Buch »Schlank durch Achtsamkeit – durch inneres Gleichgewicht zum Idealgewicht« (systemed) erschien, war die Resonanz größer, als ich das damals vermutet hätte. Offenbar ist die Zeit für einen neuen Ansatz zur Veränderung belastender Ernährungsgewohnheiten reif geworden. Das ist kein Wunder: Einerseits kämpfen heute immer mehr Menschen mit Gewichtsproblemen, andererseits nimmt die Zahl jener zu, die sich bereits mit den unterschiedlichsten Diäten herumgeschlagen haben und von den Ergebnissen frustriert sind.

»Wie kann ich abnehmen, ohne mich zu quälen?«

»Wie kann ich auf intelligente Weise meine Ernährungsgewohnheiten verändern?«

»Welcher Weg führt aus dem Zwang heraus, den das Kalorienzählen oder das Befolgen endloser Ernährungsregeln mit sich bringt?«

»Gibt es eine Möglichkeit, harmonischer in und mit meinem Körper zu leben, statt ständig gegen ihn anzukämpfen?«

Diese Fragen stellen sich heute immer mehr Menschen – zum Glück. Und zum Glück ist es auch nie zu spät, nach sinnvollen Antworten zu suchen.

Im Gegensatz zu Diäten engt der Weg der Achtsamkeit, den Sie in diesem Buch kennenlernen werden, Sie nicht ein. Im Gegenteil – er gibt Ihnen sehr viel Raum, und das ist wichtig, damit Sie Erfahrungen sammeln, neue Einsichten gewinnen und all das loslassen können, was Ihrer Freude am Essen (und vielleicht sogar am Leben) im Weg steht. Ja, Sie haben richtig gelesen »Freude am Essen«. Um die geht es nämlich. Denn nicht die Freude am Essen ist das Problem, sondern die Muster, die uns immer wieder unbewusst und oberflächlich handeln (und essen) lassen. All das, was wir wach und achtsam tun, bereitet uns nämlich selten Probleme. Und andersherum sind wir in den Augenblicken, in denen wir vor dem Fernseher eine ganze Tafel Schokolade verschlingen, uns im Fast-Food-Restaurant mit Hamburgern abfüllen oder aus Frust oder Langeweile im Eiltempo so viele Kalorien zu uns nehmen, dass sie locker für die ganze Woche reichen würden, niemals wach und achtsam.

RONALD PIERRE SCHWEPPE

ACHTSAM ABNEHMEN

DAS PRAXISBUCH

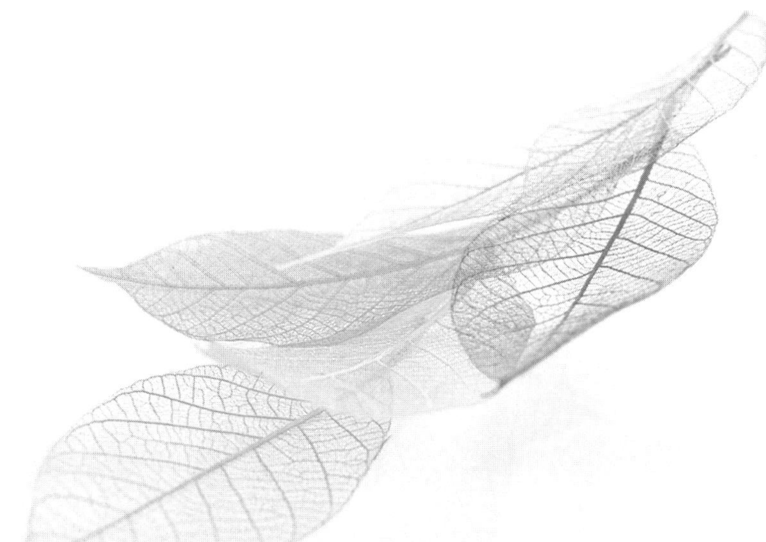

33 Methoden für jeden Tag

systemed

Inhalt

Die Entwicklung der Achtsamkeit ist eine einfache Möglichkeit, sich in relativ kurzer Zeit von schädlichen Verhaltens- und Ernährungsweisen zu befreien. In meinem Buch »Schlank durch Achtsamkeit« habe ich dazu das Standardprogramm der Stressbewältigung durch Achtsamkeit (»MBSR« – mehr dazu siehe Seite 13) aufgegriffen und dieses Programm den speziellen Bedürfnissen angepasst, die Menschen mit Gewichtsproblemen und/ oder Essstörungen im weitesten Sinne haben.

Für manche ist es jedoch schwierig, ein 5-Wochen-Programm zu absolvieren. Im vorliegenden Buch möchte ich Ihnen daher 33 verschiedene Möglichkeiten zeigen, wie Sie Ihre Achtsamkeit rund um das Thema Essen schärfen können, ohne dabei einem festen Programm zu folgen. Allerdings will ich nicht verschweigen, dass Achtsamkeit – wie so viele andere Fähigkeiten – in erster Linie Übungssache ist. Die regelmäßige Anwendung der in den folgenden Kapiteln vorgestellten Techniken ist daher absolute Voraussetzung für den Erfolg der Methode.

Der Weg der Achtsamkeit ist bunt und vielfältig. Sie können ihn mit einem großen Sprung – wie etwa mit dem 5-Wochen-Programm – oder auch mit einem kleinen Schritt beginnen. Das vorliegende Buch bietet Ihnen die Strategie der kleinen Schritte an. Doch wie auch immer Sie sich entscheiden: Das Wichtigste ist, dass Sie sich überhaupt auf den Weg machen. Und die Reise lohnt sich, denn abgesehen davon, dass Sie sich selbst dabei besser kennenlernen und sich aus manch einer Fressfalle befreien werden, werden Sie auch lernen, dass Abnehmen sehr viel entspannter und genussvoller möglich ist, als Sie sich das bisher vielleicht vorstellen konnten.

Auf dem Weg, der zu mehr Bewusstheit und Achtsamkeit führt, wünsche ich Ihnen viele wertvolle Erfahrungen und dass Sie den Raum für sich entdecken, der es Ihnen ermöglicht, frei zu werden – und das nicht nur von überflüssigen Pfunden.

Ronald Schweppe

Aufwachen und abnehmen

Möchten Sie wissen, auf welche Weise Sie garantiert NICHT abnehmen werden? In zahlreichen Studien haben Psychologen herausgefunden, dass es einige Methoden gibt, die so gut wie nie dazu beitragen, auf lange Sicht Pfunde zu verlieren. Daraus ergeben sich umgekehrt natürlich wertvolle Tipps, die Ihnen nicht nur helfen, erfolgreich abzunehmen, sondern Ihnen auch eine ganze Menge Stress ersparen.

Hier sind die wichtigsten Erkenntnisse:

- Machen Sie keine Diäten mehr. Wenn überhaupt, dann bringen Diäten nur sehr kurzfristig Erfolg. Langfristig ist die Gefahr hingegen groß, dass Sie dadurch am Ende nicht ab-, sondern sogar zunehmen.
- Sagen Sie niemals »nie«. Nehmen Sie sich nie wieder vor, dass Sie von heute an gänzlich auf bestimmte Nahrungsmittel wie Süßigkeiten oder Pommes verzichten werden. Auch, wenn es durchaus im Sinne der Achtsamkeit sein kann, dies einmal kurzfristig zu tun (wie etwa bei der Minus-1-Diät, bei der Sie immer nur eine Woche lang ein Nahrungsmittel weglassen) – gute Vorsätze führen nur zu Enttäuschungen, wenn sie nicht zugleich auch realistisch sind.
- Wenn Sie abnehmen wollen, dann lassen Sie Ihre Willenskraft aus dem Spiel. Auch, wenn Selbstdisziplin sehr effektiv ist, um ein erfolgreicher Fernsehstar, Politiker, Wissenschaftler oder Künstler zu werden – sobald es ums Abnehmen geht, ist Ihr genetisches Überlebensprogramm stärker als Ihr Wille. Auch Menschen, die sehr diszipliniert und in ihrem Job entsprechend erfolgreich sind, schaffen es oft nicht, ihr Essverhalten zu kontrollieren, wie man an so unterschiedlichen Beispielen wie Helmut Kohl, Hella von Sinnen, Meat Loaf oder Winston Churchill sieht.

- Ärgern Sie sich nie mehr darüber, falls Sie wieder einmal in die Fressfalle gestolpert sind oder zugenommen haben. Wenn Sie sich ärgern, erhöhen Sie nur Ihren Stresspegel, und die Folge ist, dass Sie dann eher noch mehr essen und sich beim nächsten Mal noch mehr ärgern werden.
- Teilen Sie Ihre Nahrungsmittel nicht länger in »gut« und »schlecht« oder »gesund« und »ungesund« ein. Fast jedes Nahrungsmittel kann sowohl gesund als auch ungesund sein. Es kommt immer auf die Menge, auf den Menschen, seine Lebensweise und die Kombination mit anderen Nahrungsmitteln an, was einem gut tut und was nicht. Ob es beispielsweise wirklich stimmt (und zwar auch für Sie stimmt!), dass ein Apfel gesund und ein Stück Schokolade ungesund ist, kann Ihnen kein Experte jemals ernsthaft beantworten. Außerdem besteht die Gefahr, dass Sie langsam aber sicher neurotisch werden, wenn Sie ständig mit Kalorien-, Vitamin- oder Glyx-Tabellen im Kopf zum Einkaufen oder Essen gehen.

Wenn Sie wirklich abnehmen wollen – und das nicht nur für ein paar Wochen, sondern auf lange Zeit gesehen –, dann gibt es eine sehr viel einfachere und intelligentere Möglichkeit:

Wachen Sie auf!

Alle achtsamkeitsbasierten Methoden sind letztlich nur auf diese eine Sache ausgerichtet – aufzuwachen, die Augen zu öffnen und wieder selbst die Kontrolle über sein Handeln zu übernehmen. Im Gegensatz zu Dornröschen brauchen Sie keinen Prinzen, der Sie wach küsst. Sie können (und müssen sogar) ganz alleine aufwachen. Und dabei ist es ganz egal, wie lange Sie geschlafen haben. Selbst, wenn Sie die letzten 100 Jahre im Tiefschlaf verbracht haben sollten (was wohl kaum der Fall sein wird): In dem Moment, wo sie aufwachen, sind sie wach. Und wenn Sie erst einmal aufgewacht sind, können Sie auch wieder selbst entscheiden.

Alle Methoden in diesem Buch basieren auf dem Prinzip der Achtsamkeit. Achtsamkeit hilft Ihnen, Ihre Gewohnheiten langfristig zu verändern – aber nicht mit der Brechstange, sondern sanft und einfühlsam.

Keine noch so ausgeklügelten Ernährungsregeln können Ihnen dabei helfen, Gewicht zu verlieren. Das liegt ganz einfach daran, dass rein äußere Maßnahmen immer zu kurz greifen. Achtsam zu sein bedeutet daher auch nicht, dass wir nun besonders auf die Zusammenstellung oder den Kalorien- und Vitamingehalt unserer Nahrung achten sollten. Im Gegenteil: Es geht darum, dass wir lernen, gut auf uns selbst zu achten!

Das Entscheidende ist nicht, WAS Sie essen, sondern WIE Sie essen. Es geht darum, Ihre Gefühle und Muster zu erkennen und wie diese sich auf Ihr Essverhalten auswirken.

Achtsamkeit hat also nichts mit Kopfrechnen oder dem Auswendiglernen von Nährstofftabellen zu tun. Weder geht es darum, seine Willenskraft zu trainieren noch darum, viele Bücher zu lesen und sich eine Menge Wissen anzueignen. Und erst recht geht es nicht darum, sich seine Lust auf Essen oder die Fähigkeit zu genießen abzugewöhnen – ganz im Gegenteil: Wenn Sie achtsam essen, können Sie sich satt essen und dabei gleichzeitig abnehmen, denn dann werden Sie sehen, dass Sättigung sehr viel weniger mit der Größe Ihrer Portionen als vielmehr mit der Tiefe Ihres Erlebens zu tun hat.

Wenn Sie damit beginnen, die Methoden in diesem Buch auszuprobieren und einige davon in Ihren Alltag einzubauen, werden Sie schnell merken, dass das richtig Spaß machen kann. Und wahrscheinlich werden Sie dabei neue Erfahrungen machen, die Sie sonst nie gemacht hätten. Indem Sie das Prinzip der Achtsamkeit beim Essen anwenden, können Sie in vielerlei Hinsicht profitieren:

Durch die Anwendung von achtsamkeitsbasierten Methoden

- werden Sie damit beginnen, langsamer, ruhiger und bewusster zu essen – und zwar nur so viel, wie Ihr Körper wirklich braucht.
- werden Sie entdecken, dass Ihre Essmuster sehr viel mit Ihren Gefühlen und mit Stress zu tun haben.
- werden Sie hellhörig dafür werden, dass Ihr Körper Ihnen ständig Signale sendet – vor, während und nach dem Essen.
- werden Sie den Unterschied zwischen Appetit und Hunger kennenlernen.

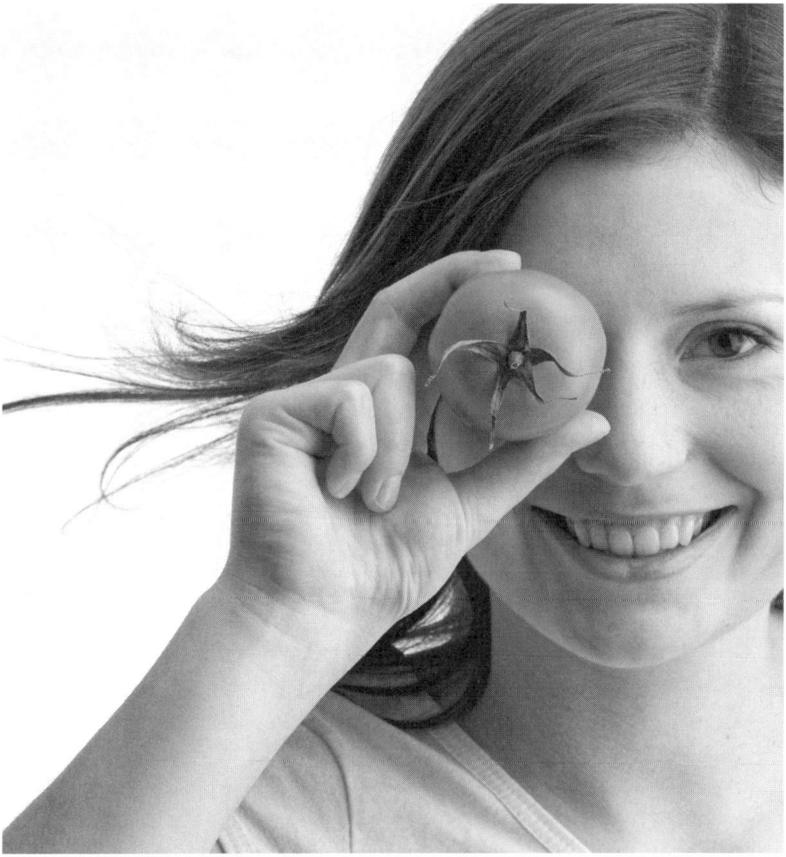

- werden Sie herausfinden, wo Ihre persönlichen Fressfallen lauern und welche Muster dafür verantwortlich sind, dass Sie Gewichtsprobleme haben.
- werden Sie damit aufhören, sich selbst zu verurteilen und mitfühlender mit sich selbst umgehen lernen.
- beginnen Sie, sich mehr Zeit für das Genießen – und damit für sich selbst zu nehmen.

10 Fragen – 10 Antworten

Nach der Veröffentlichung von »Schlank durch Achtsamkeit« haben viele interessierte Leserinnen und Leser sowie Interviewpartner mir Fragen zum Prinzip der Achtsamkeit und seiner Anwendung beim Essen gestellt. Einige Fragen tauchten dabei besonders häufig auf. Die folgenden zehn Abschnitte widmen sich daher den sogenannten FAQs (»frequently asked questions«), also den besonders häufig gestellten Fragen und deren Antworten. Auch, wenn diese Abschnitte sicher dazu beitragen, die eine oder andere Unklarheit zu beseitigen, können Sie diesen Teil auch erst einmal überspringen und sofort zur Praxis übergehen. Wenn Sie möchten, können Sie ja dann später noch einmal das ein oder andere genauer nachlesen.

1. Was heißt eigentlich Achtsamkeit?

Achtsamkeit ist »in«. Das ist auch kein Wunder, denn Methoden, die unsere Achtsamkeit schulen, sind äußerst wertvoll: Sie helfen nicht nur dabei, Stress zu reduzieren, Schmerzen zu lindern oder besser mit unseren Mitmenschen zu kommunizieren, sondern beispielsweise auch das eigene Essverhalten positiv zu verändern.

Achtsamkeit ist eine jahrtausendealte Methode, die ursprünglich in der Meditationspraxis buddhistischer Mönche entwickelt wurde. Dennoch ist Achtsamkeit keineswegs eine fernöstliche oder gar esoterische Angelegenheit, sondern im Gegenteil ein ganz normaler geistiger Zustand, den jeder von uns kennt.

Zunächst einmal ist Achtsamkeit einfach nur die Fähigkeit

- ganz wach und präsent zu sein,
- den gegenwärtigen Augenblick offen und neugierig wahrzunehmen,
- gesammelt aber zugleich entspannt und gelassen zu sein,
- ganz bei sich selbst zu sein.

Wer Achtsamkeit übt, der übt vor allem eines: sich mehr Zeit als sonst zu nehmen, innezuhalten und genau hinzusehen – und zwar nicht nur auf das Außen, sondern vor allem auf die inneren Erfahrungen, die in jedem Augenblick in uns lebendig sind.

Achtsam sein heißt wach und »voll da« sein. Wenn Sie also beispielsweise achtsam Auto fahren, werden Sie nicht nebenher Süßigkeiten essen, mit dem Handy telefonieren und zugleich noch im Handschuhfach nach Ihrer Sonnenbrille kramen. Wer achtsam ist, der richtet sich ganz auf den gegenwärtigen Augenblick aus. Anders gesagt: Der ist genau da, wo er gerade ist und tut genau das, was er gerade tut – ganz gleich, ob beim Autofahren oder beim Essen.

Vielleicht denken Sie jetzt, dass das doch selbstverständlich sein sollte. Wie sollen wir denn Auto fahren, lesen, zuhören oder essen können, ohne dabei zugleich auch anwesend zu sein? Einerseits stimmt das natürlich – aber eben nur einerseits. Denn andererseits ist es durchaus möglich, all diese Dinge auch im Halbschlaf zu tun: Wenn wir auf Autopilot umgeschaltet haben, handeln und reagieren wir wie in Trance, sei es beim Zähneputzen, bei einem Spaziergang oder bei der Arbeit. Und natürlich können wir auch eine ganze Pizza verdrücken, ohne dass wir beim Essen wirklich »bei der Sache waren«. Anschließend wundern wir uns dann vielleicht darüber, dass der Teller plötzlich leer ist.

Sofern man das Wort »Ernährungsfehler« überhaupt verwenden will, so liegt der größte Ernährungsfehler sicher nicht darin, dass wir zu viele gesättigte Fettsäuren oder raffinierte Kohlenhydrate zu uns nehmen, sondern darin, dass wir oft wie ferngesteuert essen.

Solange wir im Autopilotmodus sind, handeln wir automatisch und weitgehend unbewusst. Sicher kennen Sie das selbst: Während Ihr Körper Auto fährt, sind Sie gedanklich ganz woanders und irgendwann merken Sie, dass Sie schon angekommen sind. Oder während Sie sich einen Film anschauen, essen Sie eine ganze Packung Erdnüsse auf, und Ihr Bauch füllt sich dabei scheinbar wie durch Zauberhand. Im Autopilotmodus können Sie nicht wirklich entscheiden, sondern Sie folgen alten, eingefahrenen Mustern. Gerade beim Essen kann das fatale Folgen haben.

Beim Üben der Achtsamkeit geht es darum, die Fernsteuerung auszuschalten. Statt immer die selben, ausgetretenen Wege zu gehen und in immer die gleichen Essfallen zu tappen, können Sie durch Achtsamkeit neuen inneren Freiraum gewinnen und wieder kraftvolle Entscheidungen treffen. Die Übungen in diesem Buch helfen Ihnen ganz konkret dabei, Essautomatismen zu durchbrechen. Beispielsweise lernen Sie, Ihr Essen wirklich mit allen Sinnen zu genießen, statt sich automatisch eine Gabel nach der anderen aufzuhäufen, ohne überhaupt richtig zu bemerken, was Sie gerade essen.

Wach sein, bei sich sein, gut für sich selbst sorgen und dabei auch noch ein natürliches Essverhalten entwickeln und Übergewicht loswerden – all das hört sich wie ein Märchen an. Doch im Gegensatz zum Märchen ist dieses Ziel sehr real und für jeden erreichbar. Allerdings gibt es einen großen Nachteil:

> **So einfach es ist, achtsam zu sein, so schwierig ist es, sich immer wieder daran zu erinnern, aufzuwachen und das Steuer selbst zu übernehmen.**

Um Achtsamkeit zu entwickeln braucht man Motivation und Disziplin, denn Achtsamkeit fällt nicht vom Himmel. Zum Glück gibt es jedoch drei einfache Strategien, mit denen jeder seine Achtsamkeit und Wachheit bereits in kürzester Zeit zum Erblühen bringen kann:

Erstens: üben, zweitens: üben, drittens: üben.

2. Abnehmen durch Achtsamkeit – funktioniert das überhaupt?

Kann Achtsamkeit wirklich dazu beitragen, Gewichtsprobleme in den Griff zu bekommen? Um diese Frage zu beantworten, sollten wir vielleicht zunächst einen Blick auf Menschen werfen, die besonders intensiv Achtsamkeit üben, nämlich buddhistische Mönche. Vielleicht haben Sie ja schon einmal Aufnahmen japanischer oder tibetischer Klöster gesehen. Dabei sind Ihnen bestimmt die meditierenden Mönche in ihren Roben aufgefallen. Und sehr wahrscheinlich ist Ihnen dabei auch aufgefallen, dass (wenn überhaupt) nur sehr selten dicke Mönche darunter waren. Leider gibt es meines Wissens keine repräsentativen Studien über den Körperfettanteil buddhistischer Mönche in Tibet, aber ich bin ziemlich sicher, dass er deutlich unter dem des durchschnittlichen US-Amerikaners oder Nordeuropäers liegen dürfte.

Dass Achtsamkeit in der Tat zu einer Reduktion des Gewichts führen kann, wurde vor einigen Jahren eher zufällig entdeckt. Immer wieder berichteten Teilnehmer von MBSR-Kursen, dass sie während des achtwöchigen Programms deutlich abgenommen hätten – und das erstaunlicherweise, ohne es überhaupt vorgehabt zu haben, also sozusagen ganz nebenbei.

»MBSR« steht für »Mindfulness-Based Stress Reduction«, einer verbreiteten Methode der Stressbewältigung durch Achtsamkeit. Es war der Molekularbiologe Jon Kabat-Zinn, der Ende der 1970er-Jahre damit begann, achtsamkeitsbasierte Übungen gezielt im klinischen Bereich anzuwenden. Sein Ziel war es, insbesondere Schmerzpatienten dabei zu helfen, besser mit Stress, Ängsten und den Auswirkungen ihrer Krankheiten umgehen zu lernen.

Heute wird MBSR nicht nur an Kliniken, sondern auch in Volkshochschulen, pädagogischen Einrichtungen oder beispielsweise auch in der betrieblichen Gesundheitsförderung angeboten. MBSR bietet ein effektives Programm, um Stress besser zu bewältigen, verantwortungsvoller mit sich selbst umzugehen und sich von Suchtverhalten zu befreien. Es versteht sich von selbst, dass Achtsamkeitsübungen sich auch ideal dazu eignen, negative Muster im eigenen Essverhalten aufzulösen.

Aktuelle US-Studien zeigen, dass Achtsamkeitstechniken gerade bei stark Übergewichtigen zu erstaunlichen Gewichtsverlusten geführt haben. Spezielle Programme wie »MB-EAT« (»Mindfulness-Based Eating Awareness«) oder »Mindful Eating« helfen Übergewichtigen und Fettsüchtigen effektiv dabei, ihre Essgewohnheiten wieder in den Griff zu bekommen. Auch am deutschen »Institut für Achtsames Essen« läuft derzeit eine vielversprechende Studie zur Wirksamkeit von Achtsamkeitsprogrammen bei Übergewicht. Bei all diesen Programmen gilt jedoch grundsätzlich, dass die Gewichtsabnahme umso größer ist, je höher das Übergewicht ist.

Die Übungen, die Sie in den nächsten Kapiteln kennenlernen, führen vor allem dazu, dass Sie wieder zu Ihrem inneren Gleichgewicht zurückfinden.

Ziel ist es, sein inneres Gleichgewicht wiederzuerlangen und wieder mehr »zu sich zu kommen«. Der Gewichtsverlust ist dann nur eine angenehme Nebenwirkung.

Wenn Sie damit beginnen, Achtsamkeit beim Essen zu üben, sollte Ihnen klar sein, dass Sie keine Crashdiät machen. Sie werden nicht in fünf Tagen fünf Kilogramm abnehmen. Wenn Sie möchten, dass in Ihrem Garten schöne Rosen wachsen, müssen Sie Geduld haben, denn Rosen gedeihen nicht von heute auf morgen. Ebenso dauert es einige Zeit, bis die Blüten der Achtsamkeit – nämlich innere Ruhe, Freude, Lebendigkeit und Leichtigkeit – offenbar werden. Und daher kann es auch etwas dauern, bis sich erste Effekte auf der Waage bemerkbar machen.

Bei einigen Menschen geht es sehr schnell. Schon nach ein bis zwei Wochen nehmen sie deutlich ab. Bei anderen dauert es etwas länger, bis ihre alten Muster sich aufzulösen beginnen. Doch vergessen Sie nicht: Sehr oft haben Übergewichtige schon viele Jahre oder gar Jahrzehnte Probleme mit dem Thema Ernährung. Im Vergleich dazu sind selbst ein paar Monate eine sehr kurze Zeit. Und das Gute ist: Sobald Sie aufwachen, indem Sie Ihre Achtsamkeit pflegen, sorgen Sie für langfristige Veränderungen. Achtsam zu sein verlernt man nämlich nicht – ebenso wenig wie Radfahren.

Drei gute Gründe, warum Achtsamkeit beim Abnehmen hilft

- Durch Achtsamkeit vermeiden Sie Multitasking. Sie schulen Ihre Fähigkeit, mit allen Sinnen bei einer Sache zu sein – auch beim Essen. So entgehen Sie den typischen Fressfallen Zerstreuung und Unbewusstheit, die häufig zu Übergewicht führen.
- Durch Achtsamkeit lernen Sie, wieder genau zu spüren, was Ihnen gut tut. Und da Kalorienbomben Ihnen nur in sehr seltenen Fällen wirklich gut tun, werden Sie irgendwann ganz automatisch auf sie verzichten.
- Achtsamkeit hilft Ihnen dabei, Ihr Leben zu entschleunigen. Wenn Sie lernen, genauer hinzusehen und sich mehr Zeit nehmen, können Sie auch mitten im Alltag das Tempo drosseln und beispielsweise beim Essen von Fast Food auf Slow Food umschalten. Schon allein dadurch werden Sie dauerhaft weniger essen.

3. Welches sind die wichtigsten Prinzipien der Achtsamkeit?

Wenn Sie mit den Methoden aus diesem Buch arbeiten wollen, ist es hilfreich, einiges über die Grundpfeiler der Achtsamkeit zu wissen. Die folgenden fünf Prinzipien sind besonders wichtig:

Gesammelt und geduldig bleiben

Die wichtigste Eigenschaft achtsamkeitsbasierter Übungen ist, dass sie uns wieder in unsere Mitte zurückführen. Achtsamkeitsübungen sind also immer zugleich auch meditative Übungen. Sie helfen uns dabei, innere Ruhe und Gelassenheit zu entwickeln. Allerdings funktioniert das viel besser, wenn wir uns auch gezielt darum bemühen, beim Üben gesammelt zu bleiben und uns nicht ablenken lassen. Das ist eigentlich nicht schwer, denn letztlich geht es nur darum, sich auf die jeweilige Erfahrung zu konzentrieren. So sollten Sie Ihre Aufmerksamkeit beim Essen auf die Erfahrungen lenken, die direkt im Zusammenhang mit dem Essen stehen – also auf Ihre Gefühle und Gedanken, auf Aussehen und Geschmack des Essens oder darauf, ob Sie im Stehen oder im Sitzen, in Eile oder mit Ruhe, schnell oder langsam essen usw.

Gesammelt sein heißt jedoch nicht, sich auf Probleme zu konzentrieren! Ob wir möglicherweise zu viel wiegen, ob unsere Mahlzeit zu viele Kalorien enthält oder was die anderen wohl über unsere Figur denken mögen – all das ist bei der Übung der Achtsamkeit vollkommen belanglos. Wichtig ist einzig die Erfahrung von Augenblick zu Augenblick. Das heißt nicht, dass wir Probleme verdrängen, sondern vielmehr, dass wir die Perspektive verändern. Nicht das, was stört, steht im Mittelpunkt, sondern das, was ist.

Das Prinzip der Sammlung ist eng mit Qualitäten wie Ruhe oder Geduld verbunden. Wir benötigen Geduld, um den Dingen die Zeit zu geben, die sie brauchen, um sich entwickeln zu können. Zwar sind Ruhe und Geduld einerseits eine natürliche Folge regelmäßiger innerer Sammlung, trotzdem sollten Sie andererseits gerade in Augenblicken, in denen Sie das Gefühl haben, dass sich »Erfolge« nicht schnell genug einstellen, auch ganz bewusst daran arbeiten, die Ruhe zu bewahren.

Nicht bewerten, nicht verurteilen

Ein weiteres wichtiges Prinzip der Achtsamkeit ist die Wertfreiheit oder besser das »Nichtwerten«. Wann immer wir etwas, jemanden oder uns selbst bewerten und verurteilen, engen wir unsere Sicht ein. Ist unser Urteil erst einmal gefällt, müssen wir uns anschließend nicht mehr mit der Wirklichkeit beschäftigen – wir haben sie dann fein säuberlich in eine Schublade gesteckt. Und was einmal in der Schublade landet, kommt bekanntlich so schnell nicht wieder heraus.

Bei allen Methoden, die auf Achtsamkeit beruhen, ist es wichtig, unsere Schubladen weit offen stehen zu lassen. Wir sollten die Position des neutralen Beobachters einnehmen. Statt alles zu bewerten und innerlich zu kommentieren (»Wie kann man nur«, »Das ist falsch«, »Das darf/sollte ich nicht tun« …), sollten wir eine urteilsfreie Perspektive einnehmen (»Sieh an – das ist ja interessant«, »Es ist, wie es ist« …)

Indem wir darauf verzichten, unsere Erfahrungen ständig zu bewerten, schaffen wir sehr viel mehr Raum für unser Erleben. Auch schärfen wir unseren Blick und lernen, gelassener mit den Dingen umzugehen, die uns begegnen.

Offen und neugierig bleiben

Eng verwandt mit dem Prinzip des »Nichturteilens« ist das Prinzip der Offenheit. Auch hier geht es darum, das Leben nicht in Schubladen zu stecken, sondern genauer hinzusehen. Das Prinzip der Offenheit ist besonders wichtig, um Routine zu durchbrechen und den Autopiloten auszuschalten – beispielsweise beim Essen.

Offen sein heißt, dass wir unsere kindliche Neugier entdecken, die uns hilft, wieder über ganz einfache Dinge zu staunen – beispielsweise über den Geschmack einer Orange oder die schönen Farben der Antipasti auf einem italienischen Vorspeisenteller. Durch Offenheit erwachen unsere Sinne. Wir nehmen wieder unmittelbaren Kontakt zum Leben auf.

Offenheit und Neugier führen dazu, dass wir Lust darauf bekommen, immer wieder einmal Neues auszuprobieren. In Bezug auf unsere Essgewohnheiten kann es dabei zu überraschenden Veränderungen kommen – erst recht, wenn wir bisher in der Auswahl unserer Mahlzeiten zur Routine geneigt und immer wieder zu den gleichen Speisen gegriffen haben.

Annehmen, was ist

Es ist gar nicht so einfach, die Dinge so zu akzeptieren, wie sie sind. Doch auch das gehört zur Achtsamkeit – anzunehmen, was ist. Wenn wir innerlich ständig damit beschäftigt sind, unser Leben, die Umstände, unser Aussehen oder unser Verhalten anders haben zu wollen, als sie nun einmal sind, wird es unmöglich, offen und wertfrei zu bleiben. Statt zu akzeptieren und loszulassen, verdrängen wir dann das, was ist.

Ganz gleich, ob es um unseren Partner, die Kollegin oder um uns selbst, beispielsweise das eigene Essverhalten geht: Es kann manchmal sehr schwer sein, sich zurückzulehnen und zu beobachten, statt einzugreifen. Den Dingen ihren Lauf zu lassen erfordert eine bewusste, mutige Entscheidung. Normalerweise reagieren wir unbewusst auf Dinge, die uns stören. Ohne es zu merken, teilen wir jede Erfahrung dabei reflexartig in »gut« oder »schlecht« ein.

Das Prinzip der Akzeptanz schützt uns davor, uns selbst zu verurteilen oder gegen unseren Körper anzukämpfen. Auch, wenn es paradox klingt: Wenn Sie wollen, dass sich die Dinge verändern (zum Beispiel Ihr Gewicht), dann sollten Sie sich zunächst ganz von dem Wunsch verabschieden, die Dinge verändern zu wollen (zum Beispiel abzunehmen).

Wenn Sie Ihre Achtsamkeit entwickeln, werden gewohnheitsmäßige Verhaltensweisen allmählich ganz von selbst von Ihnen abfallen. Mit Gelassenheit, Offenheit und Wachheit gegenüber den eigenen Erfahrungen lassen sich sehr viel leichter Veränderungen bewirken als durch Willenskraft. Anzunehmen, was ist, bedeutet auch, dass wir darauf vertrauen, dass jeder lebendige Augenblick immer auch eine Chance für unsere Entwicklung ist, unabhängig davon, ob uns unsere jeweilige Erfahrung nun »gefällt« oder nicht.

Mitgefühl

Das letzte Prinzip, auf das ich hier zu sprechen kommen möchte, ist Mitgefühl. Mitgefühl entsteht auf ganz natürliche Weise als Konsequenz aus den genannten Eigenschaften Sammlung, Geduld, Nichtwerten, Offenheit und Akzeptanz. Mitgefühl geht allerdings noch einen Schritt weiter. Durch Mitgefühl entstehen Nähe, Verbundenheit und ein tiefes Verständnis.

Gerade in Bezug auf Achtsamkeitsübungen, die sich um das Thema »Abnehmen« drehen, ist es wichtig, Mitgefühl für sich selbst zu entwickeln.

Im Umgang mit unseren eigenen Mustern oder belastenden Emotionen brauchen wir viel Verständnis für uns selbst. Es gibt gute Gründe dafür, warum wir handeln, wie wir handeln (oder essen, wie wir essen). Der innere Kritiker hilft uns hier nicht weiter – im Gegenteil: Leistungsdenken oder zu hohe Erwartungen stehen unserem Erfolg nur im Weg.

Vertrauen Sie darauf, dass Sie selbst am besten wissen, auf welchem Weg Sie aus der Sackgasse schädlicher Essgewohnheiten herauskommen. Doch hören Sie dabei nicht auf Ihren Kopf – hören Sie auf Ihr Herz.

4. Was sind die tieferen Ursachen für Gewichtsprobleme?

Ist Übergewicht nur eine Frage der Kalorienbilanz? Für Mediziner ist die Sache eindeutig: Wer mehr isst, als er verbraucht, der nimmt eben zu. Und rein rechnerisch gesehen stimmt das natürlich auch. Dennoch: So einfach ist das Ganze nicht, denn es stellt sich ja die Frage, warum wir überhaupt mehr essen als wir benötigen.

Von dem Tag an, an dem wir auf die Welt gekommen sind, sehnen wir uns nach Nahrung. Das ist kein Wunder, denn ohne Nahrung könnten wir nicht überleben. Genauso wichtig wie die physische ist jedoch auch die seelische Nahrung. Und während es an äußerer Nahrung – zumindest in unseren Breiten – nicht fehlt, ist es oft sehr schwierig, sich auch seine seelischen Bedürfnisse zu erfüllen.

Psychologen wissen längst, dass die Sehnsucht nach der Erfüllung seelischer Bedürfnisse leicht zu Essstörungen führen kann. Und genau genommen ist es fast immer der innere Mangel, der zu äußerer Fülle führt.

»Innerer Mangel« – das mag vielleicht ein wenig dramatisch klingen. Doch meist verbergen sich dahinter ziemlich banale Dinge. Zweifellos können starke Gefühle von Traurigkeit, Niedergeschlagenheit, Einsamkeit, Frust oder auch Überforderung dazu führen, dass unser Essverhalten entgleist. Doch oft sind es auch ganz alltägliche Zustände wie Langeweile, die Lust auf Ablenkung und Unterhaltung oder der Wunsch nach etwas Wärme und Trost, die uns zur Tafel Schokolade greifen lassen.

Eine einfache Möglichkeit, festzustellen, ob Sie unter »inneren Mangelzuständen« leiden, besteht darin, sich zu fragen, wie es um Ihre Zufriedenheit steht. Wann immer Sie das Bedürfnis haben, mehr zu essen, als Ihnen gut tut, sollten Sie kurz in sich hinein spüren: »Woran mangelt es mir im Augenblick? Bin ich wirklich rundum zufrieden und entspannt? Oder habe ich eher das Gefühl, dass irgendetwas fehlt?« Unzufriedenheit – oder besser »Nichtbefriedigtsein« – führt zu inneren Spannungen und dem Wunsch, die fehlende Zufriedenheit durch Essen wiederherzustellen. Leider ist dies so gut wie unmöglich, da sich innere Leere nicht durch Kalorien füllen lässt. Das erklärt auch, warum wir uns selbst nach Fressorgien oft noch leer und unbefriedigt fühlen.

Essen kann leicht zur Ersatzbefriedigung werden. Wenn wir nur dann essen würden, wenn wir wirklich hungrig sind, wäre alles ganz einfach. Doch wenn wir versuchen, unseren Hunger nach Leben mit Pizza, Schokoriegeln oder Chips zu sättigen, haben wir ein Problem.

Wer nicht bekommt, wonach er sich in seinem tiefsten Inneren sehnt, der wird leicht in die Falle tappen, sich dann wenigstens im Kühlschrank das zu holen, wonach »sein Herz begehrt«.

So verständlich solche Reaktionen sind, so sind sie doch unangemessen, da sie nicht zu einer Lösung (im wahrsten Sinne des Wortes) führen können. Je öfter wir auf innere Leere mit Kalorienzufuhr reagieren, desto schneller entstehen belastende Muster, die man auch als »Essstörungen« bezeichnen könnte.

Meist wird der Begriff »Essstörungen« für ernste Verhaltensstörungen wie Magersucht, Bulimie (Ess-Brech-Sucht) oder Binge Eating (regelmäßige Fressanfälle) benutzt. Doch dies sind nur extreme Ausdrucksformen dafür, dass das Essverhalten aus dem Ruder gelaufen ist. In einem sehr viel weiteren Sinne können wir jedoch auch dann schon von einer Essstörung sprechen, wenn Essen nicht mehr der physischen Sättigung des Körpers, sondern der Sehnsucht der Seele entspringt. Und dies ist bei sehr vielen von uns der Fall.

Durch Achtsamkeitsübungen lassen sich diese Muster relativ schnell erkennen. Indem wir uns beim Essen und auch schon vor den Mahlzeiten genauer beobachten, fangen wir langsam an, herausfinden, wie wir ticken. Damit ist der erste Schritt getan.

In einem zweiten Schritt lernen wir durch die Schulung der Achtsamkeit, wie wir besser für uns selbst sorgen und uns wirklich nähren können. Schließlich erkennen wir, dass es gar nicht nötig ist, Essen als Ersatz zu missbrauchen, da achtsames Essen uns immer mit der Fülle des gegenwärtigen

Augenblicks verbindet. In dem Moment, wo es uns gelingt, unsere Mahlzeiten in Ruhe und mit allen Sinnen zu genießen, bietet achtsames Essen tatsächlich all das, wonach wir uns sehnen – Entspannung, Lebendigkeit, Geborgenheit und Zufriedenheit.

5. Wie hängt Stress mit Übergewicht zusammen?

Kann Stress dick machen? Viele Studien deuten darauf hin, dass es so ist. Beispielsweise Untersuchungen an eineiigen Zwillingen. Die haben nämlich gezeigt, dass starke Gewichtsunterschiede, die bei Zwillingen eigentlich nicht zu erwarten sind, auf Stressbelastungen des jeweils schwereren Zwillings zurückzuführen waren.

Natürlich reagiert nicht jeder Mensch gleich, wenn er unter Stress steht. Manche greifen zur Zigarette, andere zu Süßigkeiten oder Alkohol, manche reagieren mit Kaufsucht usw. Hinter den verschiedenen Reaktionen auf Überlastung steht jedoch immer der Wunsch nach Entlastung, Entspannung und mehr Lebensfreude. Während dieser Wunsch an sich sehr gesund ist, sind die Strategien, die wir wählen, um ihn zu erfüllen, das leider nicht immer.

Dass auch Essen bei Belastungen oft als Fluchtmittel herhalten muss, haben wir ja bereits gesehen. Doch dabei entsteht ein Teufelskreis: Belastungen und Stress führen dazu, dass wir uns etwas Gutes tun wollen und zur Schokolade greifen. Durch dieses Muster nehmen wir natürlich zu und die Folge ist, dass wir dann noch gestresster sind – nun nicht mehr allein von unserem Job oder unseren Alltagsbelastungen, sondern zusätzlich auch noch von unserem Übergewicht.

Die Hektik, der wir täglich ausgesetzt sind, trägt noch dazu bei, dass wir zu »Stressessern« werden. Zeitdruck führt dazu, dass wir viele Dinge oberflächlich und unbewusst machen – und leider gilt das auch fürs Essen.

Bei der Übung der Achtsamkeit werden Sie merken, wie gut es tut, das Tempo öfter ein wenig zu drosseln. Es gibt einige Dinge, für die wir uns nun einmal genügend Zeit nehmen sollten – zum Beispiel um Freunde zu treffen, zu essen, zu schlafen oder uns selbst zu spüren. Spüren erfordert Zeit, ebenso wie Genießen. Achtsames Essen ist eine Einladung, sein Essen wieder zur Hauptsache statt zu einer Nebenbeschäftigung zu machen.

Die Methoden in diesem Buch sind keine Regeln, sondern lediglich Vorschläge. Es sind Angebote, sich mehr Zeit zu nehmen, intensiver zu genießen und öfter in sich hineinzuspüren. Wie Sie diese Angebote nutzen wollen, bleibt jedoch ganz Ihnen überlassen – also bitte bloß kein Stress …

6. Warum essen wir oft weiter, obwohl wir keinen Hunger mehr haben?

Wenn wir essen, obwohl wir nicht wirklich hungrig sind, ist Übergewicht natürlich vorprogrammiert. Doch warum essen wir überhaupt noch weiter, wenn unser Körper doch im Grunde längst satt ist? Dafür gibt es verschiedene Gründe.

Wir verwechseln Hunger mit Appetit

Wenn wir essen, dann tun wir das entweder weil wir hungrig sind oder weil wir Appetit auf etwas Bestimmtes haben. Doch während Hunger ein überlebenswichtiges Signal ist, ist Appetit keine Notwendigkeit, sondern reine Lust. Hunger kommt aus dem Körper, Appetit aus der Seele.

Wenn Sie wirklich hungrig sind und nichts essen, werden Sie sich bald schlecht fühlten – Ihr Kreislauf leidet, Ihr Magen schmerzt und vielleicht bekommen Sie Kopfschmerzen. Wenn Sie hingegen Appetit haben und nichts essen, werden Sie vielleicht zunächst gereizt sein, doch schon nach wenigen Minuten werden Sie sich wahrscheinlich darüber freuen, der Versuchung widerstanden zu haben.

Obwohl es nicht immer leicht ist, zwischen Appetit und Hunger zu unterscheiden, ist auch das letztlich nur eine Übungssache (siehe dazu auch Methode 10).

Wir lassen uns beim Essen von unseren Gefühlen leiten

Wie Sie inzwischen wissen, können belastende Gefühle leicht dazu führen, dass Sie mehr essen, als Ihnen gut tut. Ganz gleich, ob Sie sich langweilen, sich nach Anerkennung sehnen, frustriert oder einsam sind oder »einfach nur Stress haben« – wenn Sie Essen regelmäßig als Ersatzbefriedigung nutzen, werden Sie das schnell an Ihrer wachsenden Kleidergröße bemerken. Emotionale Esser nehmen oft große Mengen an kalorienreicher Nahrung zu sich, wenn sie »sich etwas Gutes tun wollen«, weil sie unter belastenden Gefühlen leiden. Und Wissenschaftler schätzen, dass inzwischen bis zu 20 Prozent unserer Bevölkerung zu den emotionalen Essern gehören. Wann immer unsere Lust auf Essen unserem inneren Hunger nach Harmonie entspringt, sind Achtsamkeitsübungen sehr hilfreich. Unter den Methoden in diesem Buch werden Sie zahlreiche Übungen finden, die Sie davor schützen, unbewussten Mechanismen auf den Leim zu gehen (siehe beispielsweise die Methoden 1, 5, 8 oder 32).

Wir lassen uns ablenken

Hand aufs Herz – wie oft sind Sie beim Essen wirklich voll und ganz bei der Sache? Wie oft essen Sie, ohne nebenbei Zeitung zu lesen, sich mit jemandem zu unterhalten, auf Ihrem Smartphone nach interessanten Neuigkeiten zu suchen oder zu telefonieren? Ablenkung und Zerstreuung sind im Alltag häufige Gründe dafür, dass wir quasi nebenbei essen – mit der Folge, dass wir kaum noch registrieren, was und wie viel wir eigentlich essen. Auch hier sind achtsamkeitsbasierte Techniken Gold wert, da sie uns mit dem gegenwärtigen Augenblick in Kontakt bringen und uns dabei helfen, uns wieder zu zentrieren (siehe dazu unter anderem die Methoden 2, 4, 6, 8 und 17).

Wir essen zu schnell

Ein weiterer häufiger Grund, warum wir zu viel essen, besteht darin, dass wir zu schnell essen. Wenn wir uns nicht die Zeit nehmen, uns hinzusetzen, zu kauen und wirklich zu schmecken, können wir unser Essen auch nicht genießen. Hinzu kommt, dass wir gar nicht merken, dass unser Körper längst satt ist, denn Sättigungssignale brauchen leider etwas Zeit, um vom Bauch ins Gehirn und von dort aus in unser Bewusstsein zu dringen (siehe dazu auch die Methoden 7, 17, 20 und 28).

Wir benutzen zu große Teller oder essen zu große Portionen

Auch ganz unscheinbare Dinge haben oft großen Einfluss auf die Menge unseres Essens. So haben Psychologen herausgefunden, dass große Teller automatisch dazu verführen, mehr zu essen, als wir brauchen.

Doch nicht nur die Größe des Geschirrs, auch die Größe der Portionen, die uns vor die Nase gesetzt werden, beeinflussen unser Essverhalten. Wer nicht gerade den Seniorenteller wählt, muss heute in den meisten Gaststätten mit sehr großen Portionen rechnen. Durch achtsames Essen lernen Sie jedoch, nur noch so viel zu sich zu nehmen, wie Sie brauchen, um sich wohl zu fühlen (siehe unter anderem die Methoden 1, 10, 20, 31).

Zu hohe Energiedichte

Wissen Sie, was Pizza, Croissants, Schokolade und panierte Schnitzel gemeinsam haben? Wenn Sie die Überschrift gelesen haben, dann wissen Sie das natürlich: All diese Nahrungsmittel haben eine besonders hohe Energiedichte.

Die Energiedichte ist umso höher, je mehr Kilokalorien ein Lebensmittel pro Gramm liefert. Und je mehr »Energie« auf Ihrem Teller liegt, desto schneller nehmen Sie zu. Forscher haben herausgefunden, dass unser Sättigungsgefühl vor allem davon abhängt, wie voll und ausgedehnt unser Magen nach dem Essen ist. Wie viele Kalorien wir während einer Mahlzeit aufgenommen haben, ist unserem Magen hingegen ziemlich egal. Was bedeutet das? Ganz einfach: Mit Salaten, Rohkost oder Gemüsegerichten (und auch mit Wasser) füllen Sie Ihren Magen schneller und mit sehr viel weniger Kalorien also mit Burgern, Torten oder »Spaghetti Quattro Formaggi«.

Es ist eben doch nicht ganz egal, was wir essen, denn auf der Waage schlagen Kalorienbomben mächtig ein. Achtsamkeit schult uns daher auch darin, bei der Auswahl unserer Nahrungsmittel wach zu sein. Dennoch: Letztlich ist das »Wie« immer entscheidender als das »Was«. Wenn Sie bewusst und achtsam essen und sich mehr Zeit für Ihre Mahlzeiten nehmen, werden Sie nicht mehr so leicht in die Fressfalle tappen – selbst dann nicht, wenn Sie sich zwischendurch mal ein Stück Schokoladenkuchen schmecken und den Salat links liegen lassen.

7. Was spricht eigentlich gegen Diäten?

Sämtliche Methoden in diesem Buch zielen darauf ab, Ihre Achtsamkeit zu entwickeln und Ihre Lebens- und Ernährungsweise langfristig zu verändern. Wenn Sie durch Achtsamkeit abnehmen, führen Sie dabei also ausdrücklich keine Diät durch! Zumindest nicht im heutigen Sinne des Wortes – denn ursprünglich hieß »Diät« einmal »Lebensweise« und wäre somit ausgezeichnet mit dem Prinzip der Achtsamkeit vereinbar. Doch die klassische Definition hat leider nichts mehr mit dem zu tun, was wir tagtäglich von den Medien in Form neuer »Wunderdiäten« präsentiert bekommen. Auch, wenn die Namen wechseln – die meisten Diäten beruhen auf einer Reduktion von Kalorien, Fetten oder Kohlenhydraten. Immer geht es dabei darum, äußere Regeln und Vorschriften zu befolgen und fast nie darum, eine innere Veränderung oder eine neue Sichtweise zu entwickeln.

Ganz egal, ob Sie nur noch Ananas, Kohlsuppe oder Steinzeitmenüs essen oder eine Trennkost-, Blutgruppen-, Low-Fat- oder Hollywood-Diät machen – das größte Problem mit Diäten ist, dass sie einfach nicht funktionieren. Jedenfalls nicht auf lange Sicht. Eine Megastudie aus den USA, in der über 30 Langzeitstudien zu verschiedenen Diätformen analysiert wurden, bestätigt, was die meisten von uns längst ahnen: Zwar lassen viele Diäten auf die Schnelle ein paar Pfunde purzeln, doch schon einige Wochen nach Beendigung der Diät ist das Körpergewicht wieder genauso hoch wie vor der Diät. Zumindest, wenn man Glück hat. Wenn nämlich nicht, dann wiegt man anschließend sogar noch mehr als zuvor.

Es gibt verschiedene Gründe dafür, warum ich Ihnen ans Herz legen möchte, sich vom Thema Diäten ein für alle Mal zu verabschieden. Abgesehen davon, dass Diäten nur selten halten, was sie versprechen, machen sie das Essen zu unserem Feind. Wenn Sie bei jedem »falschen« Bissen ein schlechtes Gewissen bekommen, beleidigen Sie Ihren inneren Genießer. Der geht nämlich ganz zurecht davon aus, dass Essen keine Strafe, sondern eine Freude sein sollte. Mit jeder Diät entziehen Sie Ihrem Körper Nährstoffe. Das gilt erst recht für Crashdiäten. Die Folge ist, dass Ihr Körper auf sein Notprogramm umschaltet: Er senkt seinen Energiebedarf, speichert Fett besonders effektiv und verbrennt im Zweifelsfalle lieber seine Muskelmasse als seine überlebenswichtigen Fettdepots. Das ist auch der Grund, warum wir uns während einer Diät sehr viel eher schlapp und frustriert als fit und energiegeladen fühlen.

Diäten machen Essen zum Kampf. Gerade Menschen, die unter Essstörungen leiden und bereits eine lange »Diätkarriere« hinter sich haben, kennen diese bittere Erfahrung nur zu gut.

> **Kalorien- und Nährstofftabellen, Ernährungsregeln, -verbote und -gebote – sie alle bewirken nur, dass wir gegen uns selbst kämpfen, sei es gegen unsere Bedürfnisse, unsere Gefühle oder unsere Lebensfreude.**

Wenn wir auf die ständig wechselnden Ratschläge mehr oder minder kompetenter Ernährungsexperten vertrauen und eine Diät nach der anderen durchführen, entwickeln wir schon bald ein verkrampftes Verhältnis zum Essen. Mit der Zeit wird es dann immer schwieriger, zu spüren, was wir wirklich brauchen. Daher geht es bei Achtsamkeitsübungen auch so oft darum, wieder mehr zu spüren und genauer hinzuhorchen. Nur so lässt sich die nötige Entspannung und Gelassenheit entwickeln, die wir dringend brauchen, um uns wieder natürlich und intelligent ernähren zu können.

Ein weiteres Problem von Diäten ist, dass sie nicht an die Ursachen gehen. Niemand kann emotionale Essmuster durchbrechen, indem er ein paar Wochen lang Salat isst. Weder sind Diäten unserem seelischen Hunger gewachsen noch lassen sich Fressanfälle durch Verbote kontrollieren. Wenn sich der Hunger nach Leben als Heißhunger auf Pizza verkleidet, brauchen wir keine Glyx-Tabelle, sondern Zeit, Geduld und Verständnis für uns selbst sowie die Fähigkeit, achtsam hinzusehen, was da genau passiert. Achtsamkeit bietet die Möglichkeiten, auf eine vollkommen neue Weise mit dem Thema Essen umzugehen. Wenn Sie achtsames Essen üben wollen, sollten Sie zuvor jedoch all Ihre Vorstellungen über Kalorien, Fette, Kohlenhydrate, Zucker, Vitamine usw. über Bord werfen. Und wissen Sie warum? Weil es ganz egal ist, wie viele noch so kluge Ernährungstheorien Sie im Kopf haben: Wenn Sie dauerhaft abnehmen wollen, schaffen Sie das nicht durch Wissen. Nur, wenn Sie Ihren Körper und Ihr Herz mit auf die Reise nehmen, wird diese Reise Sie auf kurz oder lang zu mehr Leichtigkeit in Körper, Seele und Geist führen.

8. Welche Essfallen gibt es?

Essfallen haben immer etwas mit Unbewusstheit oder Unachtsamkeit zu tun. Genau genommen ist Unachtsamkeit sogar die einzige wirkliche Essfalle. Denn ganz gleich, ob eher bestimmte Situationen wie Büfetts oder gewisse Verhaltensmuster wie zu schnelles Essen oder ungesunde Reaktionen auf Stress dazu führen, dass wir zu viel essen – immer ist es der Mangel an Achtsamkeit der letztlich dazu führt, dass wir blind in die Essfalle tappen.

Im Praxisteil werden Sie erfahren, wie Achtsamkeit, Sie dabei unterstützen kann, Essfallen zu umschiffen. Im Folgenden finden Sie zunächst eine Auflistung der häufigsten Essfallen. Sicher werden Ihnen die meisten davon aus den letzten Kapiteln bekannt vorkommen. Dennoch ist es hilfreich, die Fallstricke auf dem Weg zu kennen, denn nur so können Sie sich auch vor ihnen schützen.

Die häufigsten Essfallen auf einen Blick

- Essen und gleichzeitig lesen oder fernsehen
- Kino plus Eis plus Cola oder Bier
- Kaffee und Kuchen
- Essen beim Autofahren
- Fast-Food-Restaurants oder Snackbars
- Kalte Büfetts, Geschäftsessen, Partys, Familienfeiern
- All-you-can-eat-Restaurants
- Schlemmergassen, Konditoreien, Eisdielen und andere Orte, die unseren Appetit (und nicht etwa unseren Hunger) wecken
- Gespräche und insbesondere Streitereien beim Essen
- Stress, Zeitdruck, Kantinenessen, hastiges Essen
- Essen (oder Trinken) im Gehen oder Stehen
- Essen als Belohnung oder wegen mangelnder Anerkennung
- Essen aus Langeweile, Einsamkeit, Frust oder Kummer
- Zu oft zwischendurch essen
- Während der Mahlzeiten nicht bei der Sache sein; beim Essen innerlich mit Problemen, Planen, Argumentieren usw. beschäftigt sein

9. Wie trainiert man achtsames Essen?

»Trainieren? Hilfe! Ist das nicht furchtbar anstrengend?«

Viele Menschen reagieren auf das Wort »Training« allergisch. Das ist kein Wunder, da von Training vor allem dann die Rede ist, wenn es um Fitness oder Sport geht. Doch keine Sorge: Auch, wenn ein wenig körperliches Training nie schaden kann, geht es in diesem Buch natürlich nicht darum, Ihre Bauchmuskeln zu trainieren. Vielmehr möchte ich Sie einladen, Ihren Geist zu trainieren, da Sie sich nur so von schädlichen Gewohnheiten befreien können.

Ebenso wie wir unsere Muskeln trainieren können, können wir auch unsere Kommunikationsfähigkeit, unsere Konzentration, unser Selbstbewusstsein oder sogar unsere Gelassenheit trainieren. Und selbstverständlich können wir auch unsere Achtsamkeit durch Training entwickeln. Wenn wir achtsam sind, können wir entspannt auf den Wellen des Lebens reiten und werden auch bei hohem Wellengang nicht von unserem Surfbrett fallen – doch ohne Übung ist das leider nicht zu schaffen.

Achtsam zu sein, ist gar nicht besonders schwierig. Für eine kurze Zeit schafft das jeder von uns. Viel schwerer ist es, über längere Zeit achtsam zu bleiben oder sich gerade in schwierigen Momenten daran zu erinnern, achtsam zu sein. Wenn der Eisbecher mit Sahne lockt oder wir in einem Augenblick der Langeweile oder Einsamkeit den Kühlschrank öffnen, ist die Gefahr groß, dass wir unbewusst handeln und in die Essfalle tappen. Gut entwickelte »Achtsamkeitsmuskeln« können dann Wunder wirken. Doch wie bekommt man die? Wie trainiert man seine Achtsamkeit überhaupt?

Bei der Entwicklung der Achtsamkeit gilt ebenso wie beim Erlernen eines Instruments, einer Sprache oder einer Sportart: Nur regelmäßige Übung macht den Meister. Grundsätzlich gibt es zwei Wege, achtsamer zu werden – entweder durch formale Übungen oder durch Methoden, die Sie mitten im Alltag anwenden können.

Zu den formalen Achtsamkeitsübungen gehören die typischen MBSR-Basisübungen wie der Bodyscan, die Sitzmeditation oder auch Yogaübungen. In meinem Buch »Schlank durch Achtsamkeit« (systemed) beschreibe ich ein 5-Wochen-Programm, das vor allem auf formalen Techniken wie

Bodyscan, Sitzen, achtsamem Essen und der Arbeit mit Achtsamkeitstagebüchern besteht.

In den folgenden Kapiteln finden Sie hingegen fast ausschließlich »informelle« Übungen, also Techniken, die Sie praktisch immer und überall anwenden können – und zwar mitten im Alltag. Dabei geht es vor allem darum, sich mehr Zeit zu nehmen, sich genauer zu erforschen, Verhaltensmuster zu durchbrechen, Essvorgänge zu entschleunigen und seine Konzentration immer wieder auf das Essen und die eigenen Gefühle und Stimmungen zu lenken. Ob Sie sich für den einen oder anderen Weg entscheiden, ist vor allem eine Frage Ihrer Veranlagung. Natürlich können Sie auch beide Methoden miteinander kombinieren und sowohl Alltagsübungen als auch klassische Achtsamkeitsübungen wie den Bodyscan miteinander kombinieren, was oft besonders effektiv ist. Doch ganz gleich, wie Sie sich entscheiden – das Wichtigste ist, dass Sie regelmäßig üben. Und wie Sie sehen werden, können Sie dazu jede noch so unscheinbare Situation in Ihrem Alltag nutzen.

10. Hindernisse auf dem Weg der Achtsamkeit

Die Übungen in diesem Buch unterstützen Sie dabei, Ihre Achtsamkeit beim Essen (und nicht nur dort) zu entwickeln. Mit der Zeit wird es Ihnen immer leichter fallen, entspannter mit sich selbst und dem Thema Ernährung umzugehen. Sie werden die Dinge allmählich klarer sehen und dabei auf natürliche Weise positive Veränderungen bewirken. Allerdings gibt es einige Stolpersteine, die Sie kennen sollten, bevor Sie sich auf den Weg machen.

Setzen Sie sich keine unrealistischen Ziele

Nehmen Sie sich nicht vor, in fünf Tagen fünf Kilogramm abzunehmen. Nehmen Sie sich am besten überhaupt nicht vor, in einem festen Zeitraum so und soviel Kilogramm zu verlieren. Wenn Sie den Weg der Achtsamkeit einschlagen, ist es viel sinnvoller, sich auf ganz andere Dinge zu konzentrieren – etwa darauf, genauer hinzuspüren, der Intelligenz Ihres Körpers zu folgen oder Ihre eigenen Erfahrungen ernster zu nehmen als die noch so gut gemeinten Ratschläge Ihrer Mitmenschen. Nehmen Sie sich vor, achtsamer zu sein und lassen Sie Ihrem Körper Zeit, sein natürliches Gleichgewicht wiederzuerlangen.

Verurteilen Sie sich nicht selbst

Wenn Sie damit beginnen, freundlicher und mitfühlender mit sich selbst umzugehen, haben Sie die vielleicht wichtigste Lektion der Achtsamkeit bereits gelernt. Selbst, wenn Sie kein Gramm abnehmen, dafür aber liebevoll mit sich selbst umgehen würden, hätten Sie mehr für Ihr Leben gewonnen als durch jede Diät. Doch keine Sorge – Sie werden auch abnehmen, wenn Sie achtsam essen. Wenn es Ihnen jedoch oft gar nicht gelingt, achtsam zu sein oder wenn Sie mal wieder in die Essfalle tappen, dann verurteilen Sie sich deshalb nicht. Es ist ganz normal. Das passiert jedem. Sie gehen Ihren Weg. Sie machen Erfahrungen, Sie lernen. Sie sind (Gott sei Dank!) nicht perfekt – kein Grund also, sich auf die Anklagebank zu setzen. Wenn Sie schon überhaupt urteilen (was ja gar nicht nötig wäre), dann fällen Sie wenigstens ein mildes Urteil: »Ich wiege immer noch zu viel; ich habe schon wieder die ganze Tafel Schokolade gegessen; ich habe eine Woche lang kein bisschen Achtsamkeit geübt – aber das ist schon o.k., deswegen ist nichts falsch an mir.«

Vermeiden Sie Betulichkeit

Wer wenig Erfahrung mit der Praxis der Achtsamkeit hat, denkt oft, dass achtsam zu sein bedeutet, alles furchtbar langsam und betulich zu machen. Doch das stimmt nicht. Zwar kann es anfangs tatsächlich wichtig sein, bestimmte Handlungen zu entschleunigen, doch prinzipiell können Sie auch mit 200 km/h auf der Autobahn fahren, mitten im Hamsterrad Ihrer To-Do-Liste stecken oder im Fast-Food-Restaurant sitzen und dabei trotzdem achtsam bleiben. Um achtsam zu sein, müssen Sie sich weder in Zeitlupe bewegen noch gekünstelt auf Ihrem Essen herumkauen oder sich darum bemühen, besonders »heilig« zu sein. Bleiben Sie entspannt und natürlich. Da, wo Handlungen Ihre besondere Aufmerksamkeit brauchen, können Sie sich selbstverständlich genug Zeit dafür nehmen. Doch das ist kein Grund, sich wie in Trance durch den Alltag zu bewegen.

Nehmen Sie sich vor Versuchungen in Acht

Durch regelmäßiges Achtsamkeitstraining können Sie irgendwann in jedem Augenblick Ihres Lebens achtsam bleiben – sogar in Augenblicken, in denen das besonders schwer fällt. Doch gerade am Anfang sollten Sie es sich nicht unnötig schwer machen. Um Achtsamkeit zu üben sind ein wenig Ruhe und Abstand hilfreich. Meiden Sie daher möglichst Situationen oder Orte, in denen das Risiko, gewohnheitsmäßig große Mengen an Essen zu verzehren, besonders hoch ist. Dazu gehören beispielsweise kalte Büfetts, Fast-Food-Restaurants oder Konditoreien. Natürlich müssen Sie nun nicht gleich auf Familienfeste oder Cafébesuche verzichten, doch denken Sie daran, dass manche Situationen eine echte Herausforderung sind, wach und bewusst zu bleiben.

Gehen Sie offen mit dem Thema Achtsamkeit um

Outen Sie sich. Erzählen Sie Ihren Freunden oder Bekannten ruhig, dass Sie gerade damit experimentieren, achtsamer zu essen. Auf diese Weise ersparen Sie sich verwunderte Blicke oder spitze Kommentare, nur weil Sie einmal langsamer essen, weniger reden oder eine Zeit lang auf bestimmte Substanzen wie Zucker oder Fleisch verzichten. Vermeiden Sie aber jedes Missionieren. Sagen Sie offen und ehrlich, dass Sie ein paar neue Verhaltensweisen ausprobieren, dass Sie genug von Diäten haben, dass Sie sich auf die Methode der Achtsamkeit eingelassen haben und sich ansonsten überraschen lassen. Sie müssen niemanden überzeugen, aber es ist andererseits doch Ihr gutes Recht, Ihre Entscheidungen selbst zu treffen. Und wer weiß – möglicherweise werden andere Ihrem Beispiel folgen und ebenfalls nach neuen Möglichkeiten suchen, entspannter mit dem Thema Essen und/oder Übergewicht umzugehen.

Versuchen Sie nicht, »die Dinge in den Griff zu bekommen«

Achtsamkeit hat viel mit Loslassen zu tun. Statt Ihr Leben manipulieren zu wollen, ist es meist sowohl entspannender als auch wirkungsvoller, den Dingen ihren Lauf zu lassen. Entwickeln Sie Ihre Achtsamkeit, Ihre Konzentrationsfähigkeit und Ihre Klarheit, aber arbeiten Sie nicht mit zu viel Willenskraft. Bewahren Sie Ruhe und bleiben Sie geduldig – Wachstum braucht seine Zeit, und das gilt besonders auch für inneres Wachstum. Wenn Sie damit beginnen, achtsamer zu handeln, werden Sie schnell merken, dass es in vielen Fällen unnötig ist, einzugreifen oder die Dinge zu lenken. Mit zusammengebissenen Zähnen kommen Sie meist nicht weit.

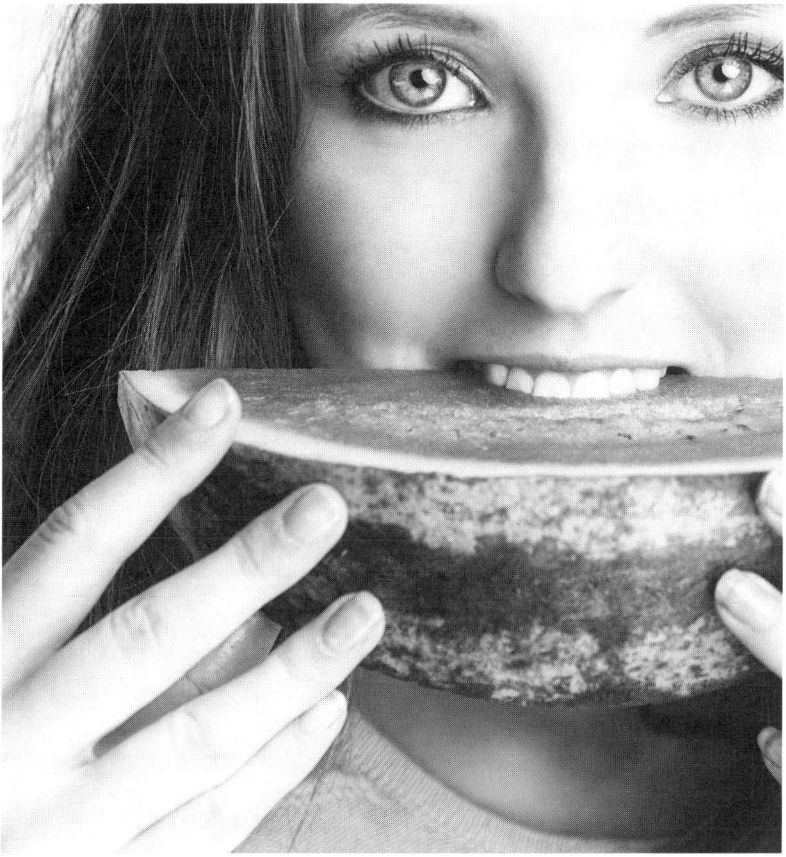

Wenn Sie möchten, können Sie die Methode der Achtsamkeit ja als ein kleines Experiment sehen: Nehmen Sie sich eine gewisse Zeit – mindestens einen, besser drei Monate – und beobachten Sie einfach, was sich verändert, wenn Sie die Übungen anwenden. Doch geben Sie der Achtsamkeit in dieser Zeit auch wirklich eine Chance: Beobachten Sie offen und neugierig was geschieht, ohne zu versuchen, die Dinge (oder Ihre Essgewohnheiten) in den Griff zu kriegen.

Die Praxis: 33 einfache Methoden, achtsam abzunehmen

Im Folgenden finden Sie 33 bewährte Übungen, die Ihnen dabei helfen, Ihre Achtsamkeit beim Essen zu schärfen. Die einzelnen Methoden bilden jedoch kein festes Programm, sondern vielmehr ein buntes Angebot. Es ist wie beim kalten Büfett: Suchen Sie sich einfach heraus, was Sie anspricht und was gerade gut für Sie passt.

Eine Möglichkeit besteht darin, dass Sie sich drei oder vier Lieblingsübungen aussuchen und eine Weile damit experimentieren. Mit der Zeit können Sie dann immer wieder neue Methoden ausprobieren. Achten Sie bei der Auswahl jedoch nicht nur auf Ihre spontane Lust, sondern hören Sie auch tiefer nach innen. Ihre innere Stimme kann Ihnen sagen, was Ihrer Entwicklung gerade besonders gut täte, aber manchmal müssen Sie sehr genau hinhören.

Einen guten Mix aus Übungen erhalten Sie, wenn Sie einerseits Techniken wählen, die Sie direkt »zu Tisch« einsetzen können, die also unmittelbar mit dem Essen an sich zusammenhängen und andererseits Übungen aussuchen, die dazu anregen, über sich selbst zu reflektieren. Die Betonung liegt dabei auf »über sich selbst«, denn natürlich geht es nicht darum, über den Gesundheitswert oder gar Kaloriengehalt Ihrer Nahrung nachzudenken. Achtsamkeit lädt Sie immer dazu ein, den Blick nach innen zu wenden, sich mehr Zeit für sich selbst zu nehmen und sich auf das Jetzt einzulassen – ob nun mit Messer und Gabel oder mit Stift und Schreibblock. Hauptsache mit wachem Geist.

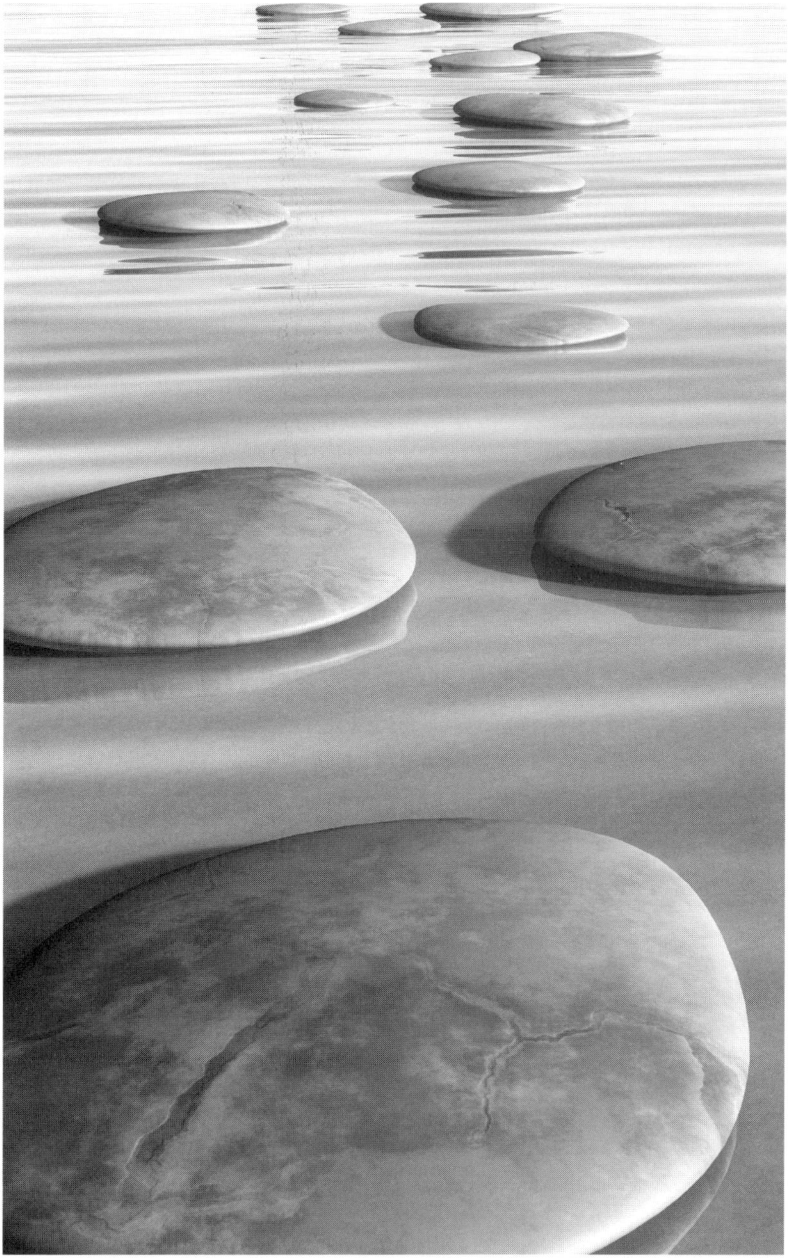

1. Achtsam essen – mit allen Sinnen

Die erste Übung scheint einfacher zu sein, als sie es tatsächlich ist: Laden Sie alle Ihre Sinne mit ein, wenn Sie sich an den Tisch setzen. Schmecken Sie Ihre Mahlzeit nicht nur, sondern sehen, riechen und spüren Sie sie auch.

Fragen Sie sich während des Essens, wie Ihre Mahlzeit aussieht, wie sie riecht, wie sie sich anfühlt (falls es sich nicht anbietet, die Speisen anzufassen, können Sie immer noch ein Gefühl für Ihr Essen im Mund entwickeln) und achten Sie natürlich auch besonders darauf, wie sie schmeckt.

Bei dieser Übung geht es vor allem darum, dass Sie all Ihre Rezeptoren aktivieren, alle »Antennen ausfahren« und möglichst intensiv genießen. Im Grunde können Sie die Übung überall und immer anwenden; anfangs ist es jedoch am leichtesten, das achtsame Essen ungestört zu Hause zu üben. Erst später sollten Sie das dann auch in freier Wildbahn ausprobieren. Natürlich müssen Sie nun nicht gleich bei jeder Mahlzeit achtsames Essen üben, da das im Alltag oft unrealistisch ist. Suchen Sie sich gezielt einige Mahlzeiten in der Woche aus, die Sie nutzen können, um achtsames Essen zu trainieren. Und wer weiß – vielleicht schaffen Sie es ja irgendwann sogar einmal täglich.

Setzen Sie sich zum Essen hin, und atmen Sie einige Male entspannt durch. Nehmen Sie sich dann mindestens drei Atemzüge lang Zeit, um Ihr Essen anzusehen. Registrieren Sie aufmerksam die Farben, Formen und Zusammenstellung der Speisen. Stellen Sie sich vor, Sie wollten ein Stillleben von Ihrem Essen malen – entwickeln Sie den Blick eines Malers.

Falls möglich, wie beispielsweise bei Brot, Obst, Fingerfood oder Rohkost, dann berühren Sie Ihre Nahrungsmittel mit der Hand. Fühlt sich das Essen weich oder hart, sanft oder rau, kalt oder warm, trocken oder feucht an?

Versuchen Sie nun, das Essen über Ihren Geruchssinn aufzunehmen. Schnuppern Sie an Ihrem Essen. Können Sie bestimmte Aromen, Gewürze oder Kräuter ausmachen? Riecht Ihr Essen ehr fruchtig, süß, scharf, herb, deftig oder sauer? Versuchen Sie möglichst viele Nuancen »herauszuriechen«.

Nehmen Sie dann einen Bissen in den Mund, ohne ihn hinunterzuschlucken. Kauen Sie noch nicht. Spüren Sie zunächst nur, wie sich die Speise im Mund anfühlt. Bewegen Sie das Essen im Mund hin und her. Können Sie die Konsistenz der Speise mit der Zunge oder dem Gaumen wahrnehmen?

Beginnen Sie dann zu kauen – langsam und gründlich. Spüren Sie, wie das Essen sich zwischen Ihren Zähnen anfühlt. Spüren Sie, wie es sich mit Speichel vermischt und dabei immer breiartiger und schließlich flüssiger wird. Wie verändert sich der Geschmack während des Kauens? Es kommt dabei nicht darauf an, möglichst lange zu kauen und schon gar nicht darauf, seine Kaubewegungen zu zählen. Konzentrieren Sie sich stattdessen ganz auf das Gefühl, das die Speise durch die Berührung mit Zähnen, Zunge und Gaumen im Mund erzeugt.

Irgendwann werden Sie sicher den Impuls verspüren, Ihr Essen hinunterzuschlucken. Achten Sie darauf, wann dieser Impuls genau auftritt. Richten Sie Ihre Achtsamkeit auf den Schluckreflex und dann auf den Schluckakt. Auch, wenn wir das normalerweise nicht wahrnehmen, so ist Schlucken doch ein komplexer Vorgang, bei dem unter anderem Mund, Zähne, Kiefergelenke, Mundspeicheldrüsen, Rachen, Kehlkopf und Speiseröhre beteiligt sind. Natürlich müssen Sie nicht Anatomie studieren, doch vielleicht können Sie beim Schlucken noch wesentlich mehr spüren, als Sie bisher gedacht hätten.

Wie weit können Sie den Weg Ihrer Nahrung mitverfolgen? Spüren Sie Ihr Essen nur im Mund oder auch noch im Rachen, in der Speiseröhre oder womöglich sogar im Magen?

Wiederholen Sie den gesamten Ablauf des achtsamen Essens mindestens während der ersten fünf Bissen Ihrer Mahlzeit – schauen, tasten, riechen, schmecken, spüren. Und achten Sie auch darauf, wie Sie sich fühlen, wenn Sie Ihr Essen auf diese Weise zu sich nehmen. Fällt es Ihnen leicht? Werden Sie ungeduldig? Oder fühlt es sich gut an? Es kommt nicht darauf an, welche Gefühle auftauchen, sondern nur darauf, achtsam wahrzunehmen, was geschieht.

Die Methode im Überblick

- Setzen Sie sich entspannt hin und atmen Sie einige Male tief durch.
- Nehmen Sie Ihre Mahlzeit visuell wahr. Betrachten Sie genau, wie Ihr Essen aussieht.
- Nehmen Sie Ihr Essen (wenn das möglich ist) in die Hand und spüren Sie Gewicht, Oberfläche, Beschaffenheit und Temperatur. Aktivieren Sie Ihren Tastsinn.
- Riechen Sie Ihr Essen ganz bewusst – lenken Sie die Achtsamkeit auf das Aroma.
- Führen Sie einen Bissen in den Mund und spüren Sie das Essen, ohne es zu kauen. Bewegen Sie die Speise im Mund und achten Sie darauf, was Sie mit der Zunge oder dem Gaumen spüren können.
- Kauen Sie den Bissen gründlich durch und achten Sie auf alle Empfindungen, die dabei auftreten.
- Schlucken Sie Ihr Essen und beobachten Sie, wie weit Sie den Weg Ihrer Nahrung vom Mund in den Magen verfolgen können.
- Achten Sie auf Ihre Gefühle und Stimmungen. Wie geht es Ihnen damit, auf diese Weise zu essen?

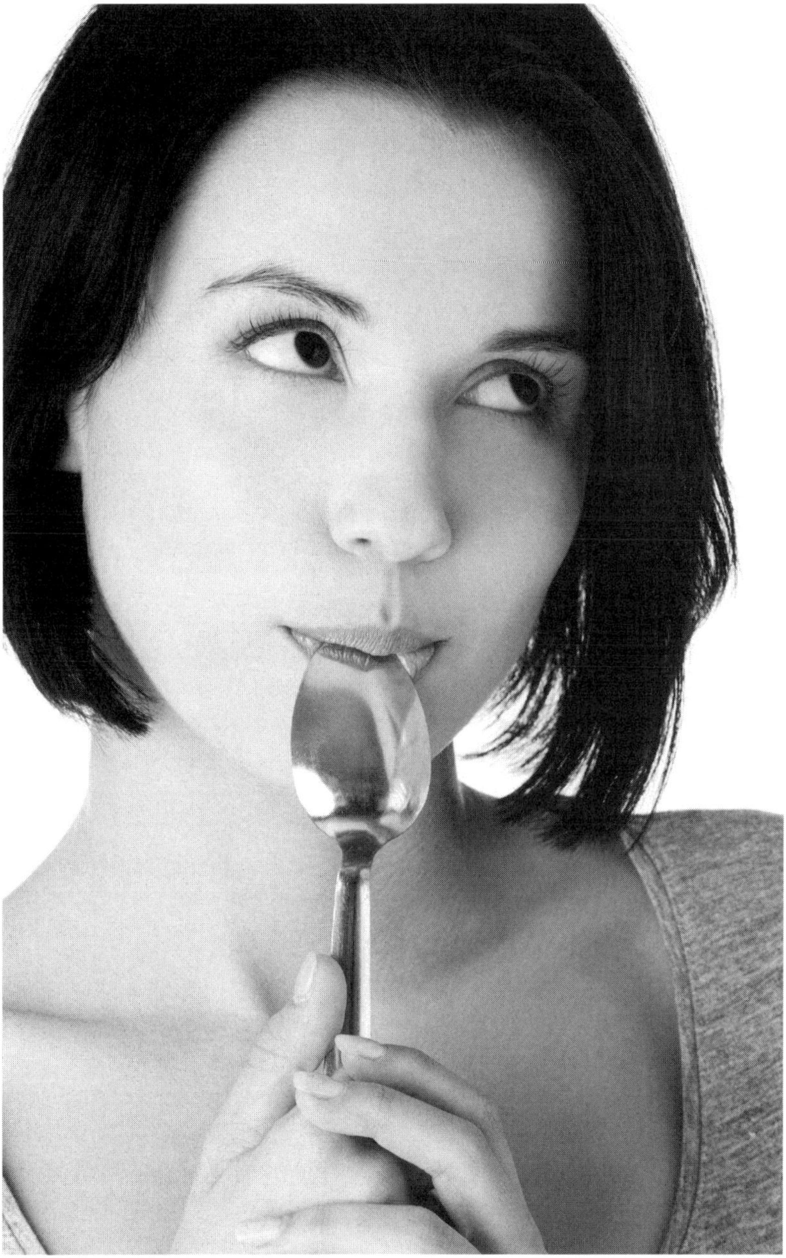

2. Zeitung weg, Handy weg – Essen ohne Ablenkung

In einer groß angelegten Studie der Harvard Universität haben Psychologen herausgefunden, dass abschweifende Gedanken unglücklich machen. Dabei zeigte sich, dass ein zerstreuter Geist nicht etwa die Folge als vielmehr die Ursache von Unzufriedenheit ist. Und leider ist Ablenkung nicht etwa die Ausnahme, sondern die Regel: Tatsächlich sind wir im Schnitt rund die Hälfte des Tages geistig abwesend, und zwar unabhängig von den jeweils ausgeübten Tätigkeiten.

Wer häufig nicht bei der Sache ist, ist auch häufig unzufrieden. Doch hätten Sie gedacht, dass abschweifende Gedanken nicht nur miesepetrig, sondern auch dick machen? Genau darauf deuten Beobachtungen von Therapeuten hin. Menschen, die emotional essen, lassen sich besonders häufig beim Essen ablenken. Wer aber abgelenkt ist, merkt meist gar nicht, was er auf dem Teller hat und isst mechanisch und unbewusst, statt sein Essen zu genießen. Die Folge ist, dass dabei meist viel zu viel Nahrung aufgenommen wird.

Bei der Entwicklung der Achtsamkeit spielt die Konzentration auf den gegenwärtigen Augenblick eine große Rolle. Wenn wir lernen, uns beim Essen wieder auf das Jetzt auszurichten, wird achtsames Essen zu einer Chance. Es wird zu einer Möglichkeit, das Essen als Ruhepause zu nutzen, sodass die vielen Ablenkungen des Alltags ihre Macht über uns verlieren.

Für die Praxis heißt das, dass wir uns vor typischen Ablenkungen in Acht nehmen sollten. Statt während des Essens Radio zu hören, Zeitung zu lesen, Auto zu fahren oder mit Partygästen zu diskutieren, sollten wir die Aufmerksamkeit ganz auf uns selbst und unsere Mahlzeit lenken – sicher nicht immer, aber immer wieder einmal.

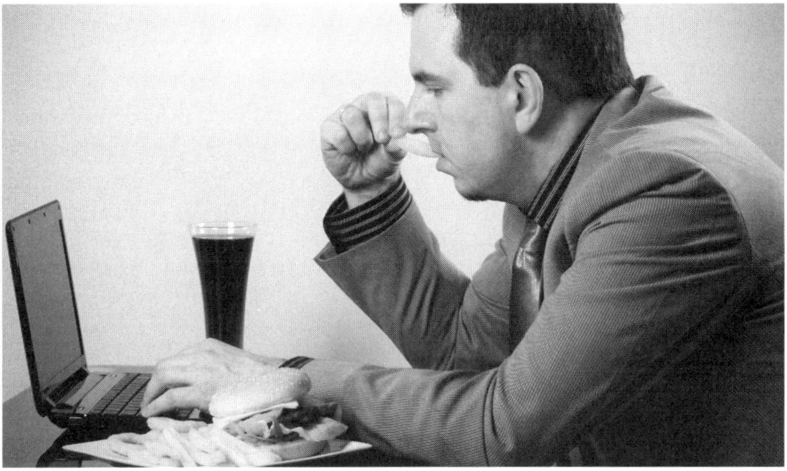

Die Methode im Überblick

Nehmen Sie sich einmal täglich eine Mahlzeit vor, die Sie dazu nutzen, um zu sich zu kommen, sich zu sammeln und dem medialen Dauerbombardement einen Riegel vorzuschieben. Während dieser einen Mahlzeit gilt:

- nicht herumlaufen, sondern hinsetzen. Nicht fernsehen, nicht Radio hören, weder im Internet surfen noch Zeitungen, Zeitschriften oder Bücher lesen und auch nicht telefonieren (schalten Sie das Handy vorsichtshalber aus).

Es muss übrigens keine Hauptmahlzeit sein – achtsames Essen ohne Ablenkungen lässt sich hervorragend auch zwischendurch üben. Wenn Sie beispielsweise einen Apfel essen, dann setzen Sie sich auf eine Parkbank oder zu Hause auf Ihr Sofa und genießen Sie Ihr Essen frei von Ablenkungen. Und übrigens: Das Ganze funktioniert nicht nur mit Obst, sondern beispielsweise auch mit einem Heidelbeermuffin …

3. Schmeckt's?

Haben Sie schon einmal versucht, einen kleinen Jungen dazu zu bewegen, Brokkoli zu essen, wenn der nicht die geringste Lust darauf hat? »Jaja – Kinder und Gemüse …« denken Sie jetzt vielleicht. Aber Tatsache ist, dass Kinder überhaupt nichts essen, was ihnen nicht schmeckt – und das gilt nicht etwa nur für Brokkoli, sondern manchmal sogar für Schokolade. Als ich meinem dreijährigen Sohn neulich ein leckeres Schokomüsli vor die Nase gesetzt habe, meinte der nur: »Schmeckt nicht.« Anschließend knabberte er an einem Stück Fenchel herum.

Achtsam zu essen bedeutet zunächst einmal, dass Sie sich immer wieder eine ganz einfache Frage stellen sollten: »Schmeckt mir überhaupt, was ich hier esse?« Was Ihnen nämlich nicht schmeckt, kann noch so »gesund« sein – es wird Ihnen trotzdem nicht gut tun. Mit dem Menschen und seiner Nahrung ist es wie mit Mann und Frau: Wenn sie nicht richtig zusammenpassen, entsteht nur Stress.

Unser Geschmackssinn sagt uns untrüglich, was zu uns passt und was nicht. Allerdings müssen wir oft erst wieder lernen, uns selbst zu vertrauen. Doch keine Sorge: Sie werden nicht nur noch Süßigkeiten essen, wenn Sie Ihrem Geschmackssinn folgen. Wenn Sie wirklich in sich hinein spüren, werden Sie nicht nur Schokolade essen, sondern auch Lust auf Spaghetti bolognese, Vollkornbrot, Matjesfilet oder Salat haben. Und selbst, wenn nicht … Zeit seines Lebens hat mein Vater sich geweigert, Salat zu essen. Übergewichtig war er trotzdem nie, ganz im Gegenteil. Er starb mit 87 Jahren und lebte gesund und zufrieden.

Achtsam zu sein bedeutet in erster Linie, dass Sie gut auf sich achten sollten: Essen Sie daher nur, was Ihnen schmeckt!

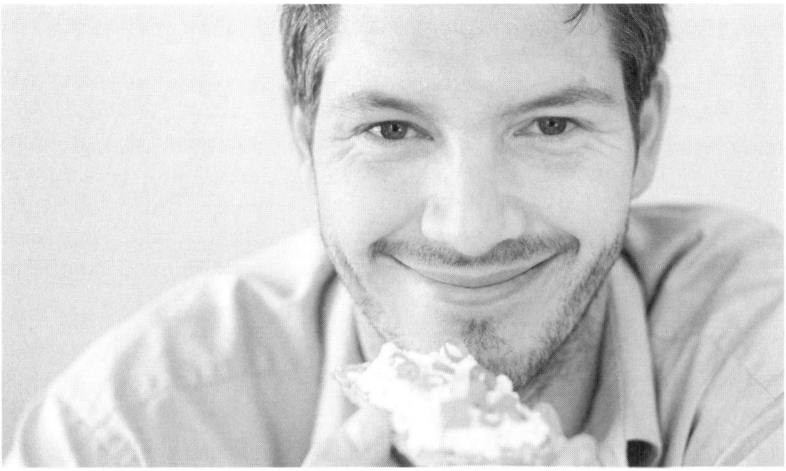

Die Methode im Überblick

Die folgende Technik können Sie immer und überall während des Essens anwenden. Sie heißt »S –T – O – P«-Übung.

S für »Stopp«: Halten Sie beim Essen kurz inne. Legen Sie das Besteck weg.

T für »Tief durchatmen«: Lenken Sie die Achtsamkeit auf den Atem. Spüren Sie das Heben und Senken der Bauchdecke beim Ein- und Ausatmen. Zwei bis drei Atemzüge genügen.

O für »Observieren«: Beobachten Sie, wie es Ihnen geht. Schmeckt Ihnen, was Sie essen? Sind Sie sicher? Und ist das, was Sie essen, wirklich das, was Sie gerade brauchen? Haben Sie überhaupt Hunger?

P für »Perfekt«: Fahren Sie fort. Wenden Sie sich wieder dem Essen zu und wählen Sie dabei eine von drei Varianten: 1) Essen Sie einfach weiter (weil es Ihnen schmeckt) oder 2) essen Sie etwas anderes (weil es Ihnen nicht schmeckt) oder 3) hören Sie auf zu essen (weil Sie eigentlich gar keinen Hunger haben).

4. Lenken Sie die Achtsamkeit beim Essen auf Ihren Körper

Durch Achtsamkeitsübungen lernen wir, uns wieder tief in unserem eigenen Körper zu verankern. In einer Zeit, in der der Körper vielen Menschen zum Fremdkörper geworden ist, ist das besonders wichtig. Denn auch, wenn wir 24 Stunden am Tag in und mit unserem Körper leben, so merken wir doch meist nicht viel davon. Wir fahren täglich Auto, Bus oder Bahn, sitzen an unserem Arbeitsplatz, am Computer oder vor dem Fernseher, wo wir uns nur noch mental bewegen – und immer bleiben die Bedürfnisse unseres Körpers dabei auf der Strecke.

Wer nicht gerade Tänzer, Sportler oder Yogi ist, nimmt seinen Körper kaum noch wahr. Psychologen wissen, dass gerade Essgestörte und Übergewichtige sich oft stark von ihrem Körper abgrenzen beziehungsweise Schwierigkeiten haben, ihren Körper wahrzunehmen. Achtsamkeit kann hier zum entscheidenden Schlüssel werden, um den Kontakt zum eigenen Körper durch Spüren, Wahrnehmen und Erleben wieder zu intensivieren.

Unser Körper ist das Eingangstor zum Hier und Jetzt. Wenn wir ihm Aufmerksamkeit widmen, verbindet er uns mit der Wirklichkeit, denn im Gegensatz zu Gedanken und Vorstellungen, lebt unser Körper immer im Augenblick. Dies ist gerade auch in Bezug auf achtsames Essen und achtsames Abnehmen wichtig:

- Wenn wir nicht »bei der Sache sind« (dem Essen) und unseren Gefühlen und Gedanken nachhängen, statt in unserem Körper anwesend zu sein, neigen wir dazu, unbewusst zu viel zu essen.
- Der Kontakt zum eigenen Körper verbindet uns unmittelbar mit dem Erleben und ermöglicht es uns, unser Essen wirklich zu genießen.
- Durch Achtsamkeit auf den Körper lernen wir, uns selbst gegenüber eine freundliche, annehmende Haltung einzunehmen.
- Wenn wir »aus der Haut fahren« und »außer uns sind«, leiden wir unter Stress. Wenn wir hingegen »in uns ruhen« (und zwar in unserem Körper) und »ganz bei uns sind«, stellen sich Entspannung und Gelassenheit ein – und vielleicht erinnern Sie sich: Stress macht dick!

Ein gutes Körpergefühl ermöglicht es uns, im Alltag wach und präsent zu sein. Die Gefahr, unbewussten Mustern auf den Leim zu gehen, sinkt dabei gewaltig. Jeder von uns kann sich mit seinem Körper verbinden und hat das auch schon unzählige Male getan. Wir alle verfügen über eine angeborene Körperintelligenz, wir müssen sie uns nur wieder bewusst machen. Das lohnt sich. Denn wer sich auf seine Körperintelligenz verlassen kann, weiß sehr genau, was und wie viel er essen sollte. Und wie Sie gleich sehen werden, ist es auch gar nicht schwer, wieder Freundschaft mit seinem Körper zu schließen.

Die Methode im Überblick

In sechs Schritten können Sie die Achtsamkeit auf Ihren Körper lenken, sich zentrieren und dadurch bewusster essen: Die Übung eignet sich sowohl vor dem als auch während des Essens.

1. *Haltung:* Achten Sie auf Ihre Körperhaltung. Stehen Sie oder sitzen Sie? Versuchen Sie eine aufrechte, würdevolle Haltung einzunehmen.
2. *Kontakt:* Achten Sie auf die Kontaktpunkte oder -flächen zwischen Ihrem Körper und der Unterlage. Spüren Sie, wie Ihre Füße den Boden berühren, wie Ihr Gesäß auf der Sitzunterlage aufliegt, der Rücken die Stuhllehne oder Ihre Ellbogen den Tisch berühren …
3. *Spannungszustand:* Lenken Sie Ihre Achtsamkeit jetzt auf Spannungen im Körper. Versuchen Sie, unnötige Spannungen mit dem Ausatmen loszulassen. Können Sie die Schultern noch etwas nach unten sinken lassen, den Kiefer oder Ihre Gesichtsmuskeln entspannen oder Ihre Bauchdecke »weicher werden lassen«?
4. *Körperempfindungen:* Achten Sie nun auf alle Körperempfindungen. Können Sie Schmerzen, Jucken oder Kribbeln spüren? Gibt es Stellen in Ihrem Körper, wo es prickelt oder pulsiert? Achten Sie auf Empfindungen wie Wärme, Kälte, Schwere, Leichtigkeit, Trockenheit, Feuchte, Anspannungen oder Entspannung.
5. *Atem:* Richten Sie die Aufmerksamkeit nun auf den Atem: Spüren Sie, wie er kommt und geht. Richten Sie die Achtsamkeit auf die Bauchdecke oder die Nasenflügel – je nachdem, wo

Sie Ihren Atem besser spüren können. Beeinflussen Sie jedoch den Atem nicht, sondern schauen Sie nur zu.

6. *Empfindungen beim Essen:* Achten Sie zuletzt auf alle Empfindungen, die unmittelbar mit dem Essen zusammenhängen: Haben Sie Hunger? Sind sie satt? Wie oder wo können Sie das spüren? Wie fühlt sich Ihr Magen und Ihr Bauch an? Spüren Sie Druck, Spannungen oder Schmerzen? Ist Ihnen übel, spüren Sie ein flaues Gefühl oder fühlen Sie sich entspannt und wohl?

Und können Sie auch spüren, was beim Essen passiert? Läuft Ihnen das Wasser im Mund zusammen? Wie fühlt sich das Essen in Ihrem Mund an, wenn Sie es zerkauen? Welche Empfindungen löst das an der Zunge oder am Gaumen aus?

Hinweis: Falls Sie gezielt üben wollen, die Achtsamkeit auf Ihren Körper zu richten, finden Sie eine gesprochene Anleitung für einen Bodyscan (eine Körperreise) auf unserer Internetseite:

http://www.long-schweppe.de/IfAE/IfAE/Home.html

Unter »Downloads« können Sie sich hier die kostenlose Anleitung auf Ihren Computer laden.

Eine genaue, schrittweise Anleitung des Bodyscans finden Sie außerdem im Anhang dieses Buches.

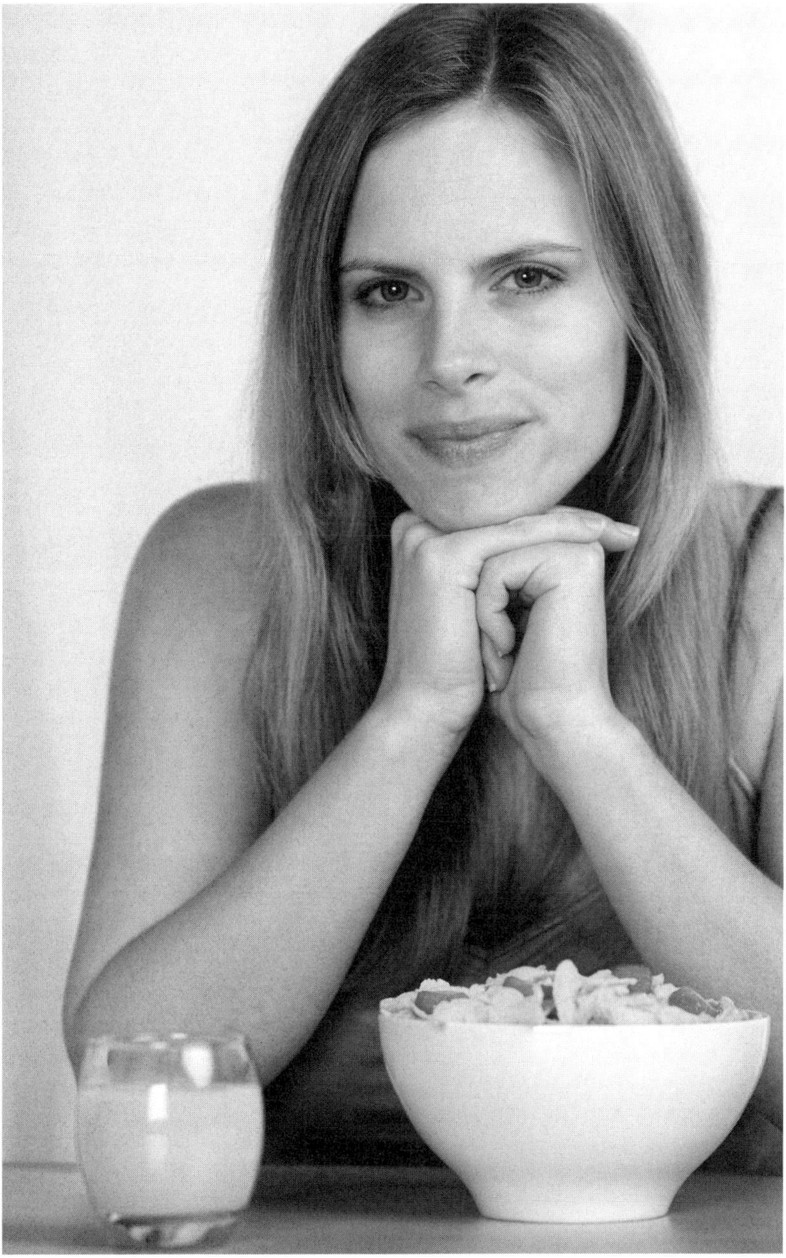

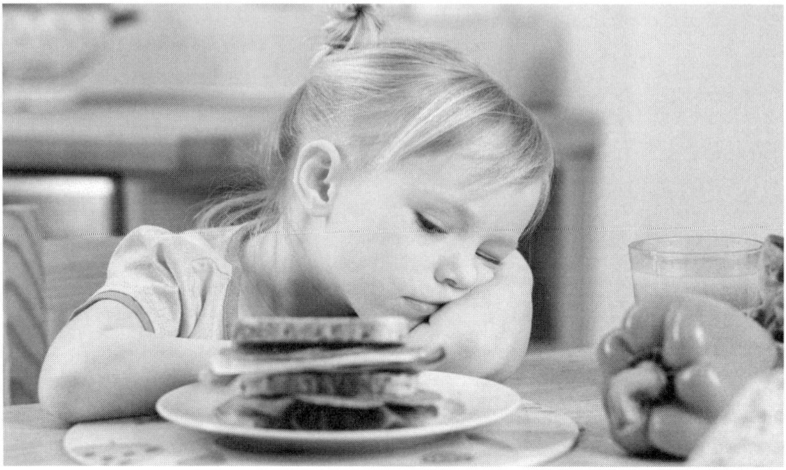

5. Lenken Sie die Achtsamkeit beim Essen auf Ihre Gefühle

Essen und Gefühle hängen eng zusammen. Auf der einen Seite verursacht Essen Gefühle wie Wohlbefinden, Geborgenheit und Zufriedenheit (mitunter aber auch unangenehme Gefühle wie Scham oder Schuldgefühle; vor allem dann, wenn wir zu werten beginnen). Auf der anderen Seite verführen Gefühle uns oft zum Essen. Dann essen wir nicht, weil wir Hunger haben, sondern um eine unerfüllte Sehnsucht nach Harmonie zu stillen.

Achtsam zu sein bedeutet, dass Sie bemerken, wenn Gefühle oder Stimmungen auftauchen, die Sie zum Essen verführen. Achtsamkeit befreit Sie jedoch davon, nach Lösungen zu suchen oder Gefühle verdrängen zu müssen – es geht einzig darum, wach zu bemerken, was ist und das dann zu akzeptieren. Achtsamkeit verdrängt nichts und manipuliert nichts. Und so geht es bei dieser Übung auch nicht darum, etwas »anders haben zu wollen«, sondern darum, klar wahrzunehmen. Nutzen Sie die Zeit des Essens dazu, um einen Blick auf Ihre innere Wetterlage zu werfen. Scheint die Sonne? Gibt es Wolken? Regnet oder stürmt es sogar? Wie auch immer, mit den Gefühlen ist es wie mit dem Wetter: Sie sind eine Weile da – und verändern sich dann wieder ganz von alleine.

Die Methode im Überblick

Lenken Sie die Achtsamkeit kurz vor und vor allem während des Essens auf Ihre Gefühle. Welche Gefühle können Sie spüren? Das müssen keine dramatischen Gefühle wie Ärger, Traurigkeit oder Einsamkeit sein. Oft werden Sie nur Stimmungen oder Gefühlsfärbungen wahrnehmen können. Sie können Ihr Gefühl auch anhand einfacher Pole überprüfen:

- Fühlen Sie sich eher ruhig oder eher unruhig? Sind Sie entspannt oder eher angespannt? Sind Ihre Gefühle positiv (Freude, Zufriedenheit, Begeisterung), neutral oder eher negativ?
- Gibt es im Moment konkrete Emotionen? Herrschen beispielsweise Wut, Trauer, Nervosität, Angst, Scham, Ärger oder Langeweile vor?
- Wenn Sie ein Gefühl entdecken, dann benennen Sie es nicht in der üblichen Ich-Form (»Ich bin ärgerlich«, »Ich bin nervös«), sondern in neutraler Weise wie ein Phänomen, das Sie beobachten (»Aha – da ist Ärger« oder »Da ist Nervosität«). Schauen Sie beim Essen immer wieder nach innen. Nehmen Sie Ihr Gefühl wahr, und benennen Sie es – das ist alles.
- Beobachten Sie, ob Ihr Gefühl die Auswahl oder die Art, wie oder wie viel Sie essen, beeinflusst. Beobachten Sie außerdem, ob sich Ihre Gefühle beim Essen verändern. Urteilen und bewerten Sie nichts – nehmen Sie nur achtsam wahr, was gerade in Ihnen passiert.

6. Werfen Sie einen Anker aus

Achtsam zu sein, ist relativ leicht – schwieriger ist es, sich daran zu erinnern, dass wir jederzeit diese Möglichkeit haben. Meist reißt uns der Alltag in einen Strudel von Erledigungen. Am Abend merken wir dann, dass wir es wieder mal keine fünf Minuten lang geschafft haben, beim Essen achtsam zu sein.

Die folgende Methode kann weiterhelfen. Sie heißt »einen Anker auswerfen« und hilft uns, aus dem alltäglichen Gedankenkarussell auszusteigen und von »Alltag« auf »Achtsamkeit« umzuschalten.

Durch einfache, leicht wiederholbare Handlungen können wir uns in positive Stimmungen versetzen und unsere Konzentration erhöhen. Das Prinzip kennen Sie sicher aus Ritualen: Vor dem Gottesdienst werden die Kerzen entzündet, vor der Meditation der Gong geschlagen. Buddhisten legen die Handflächen zusammen und verneigen sich kurz vor ihrem Essen, während Christen ein Tischgebet sprechen – auf diese Weise werden die Speisen gewürdigt.

Doch auch im Alltag gibt es Möglichkeiten, Anker zu benutzen. Beispielsweise können wir in die Hände klatschen, um uns vor einer Tätigkeit zu motivieren oder auch die Ärmel hoch krempeln. Keine Sorge: Um achtsam zu essen müssen Sie nicht erst die Ärmel hochkrempeln. Dennoch ist es hilfreich, einen Anker zu benutzen, um Ihrem Unterbewusstsein zu signalisieren, dass Sie beabsichtigen, die nächste Mahlzeit achtsam zu sich zu nehmen. Dazu können Sie ganz unauffällige Methoden nutzen. Zum Beispiel können Sie dreimal tief durchatmen, bevor Sie Ihr Besteck in die Hand nehmen – allein das genügt oft schon, um den Schalter auf Achtsamkeit umzulegen.

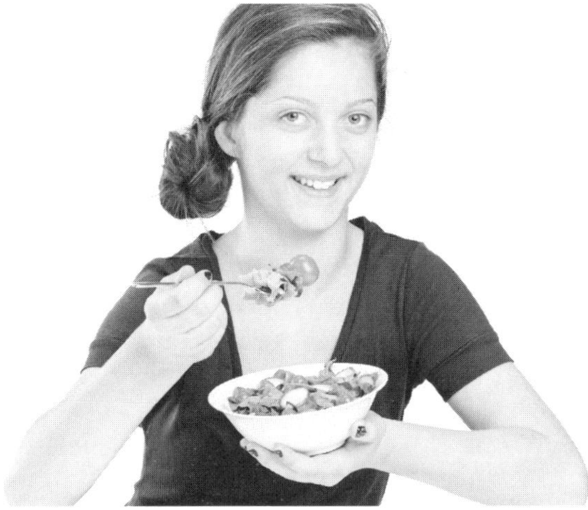

Die Methode im Überblick

Machen Sie sich zunächst bewusst, dass Sie Ihre folgende Mahlzeit achtsam essen und Ihre Aufmerksamkeit stärker als sonst auf Ihr Essen, den Geruch, Geschmack usw. lenken wollen. Bevor Sie zu essen beginnen, wählen Sie einen der folgenden drei Anker:

- Setzen Sie sich aufrecht hin, entspannen Sie sich und atmen Sie dreimal langsam und tief durch, bevor Sie zum Besteck greifen oder
- legen Sie Ihre Handflächen auf die Oberschenkel. Ziehen Sie Ihre Schultern ein kleines Stück nach oben (nur so weit, dass Sie eine leichte Spannung spüren – das Ganze sollte unauffällig sein). Halten Sie die Luft einige Sekunden an – dann langsam ausatmen und die Schultern sinken lassen oder
- sprechen Sie innerlich dreimal den Satz: »Wenn ich X esse, esse ich X. X essen ist mehr als genug.« (Für X können Sie dann »Spaghetti«, »Kekse« oder was immer Sie gerade essen wollen, einsetzen.)

7. Slow Food statt Fast Food

Fast Food ist bequem und billig, doch die Nachteile sind gewaltig. Tonnen an Verpackungsmaterial und Plastik belasten die Umwelt, die Massentierhaltung ist nicht zuletzt auch aus gesundheitlichen Gründen mehr als fragwürdig, und zudem lassen die hoch kalorischen Nahrungsmittel auch deutliche Spuren auf der Waage zurück. Fast Food verleitet dazu, viel zu viel zu essen.

Wenn Sie Ihre Achtsamkeit beim Essen entwickeln wollen, sollten Sie vor allem anfangs einen großen Bogen um Burgerketten machen. Prinzipiell ist es zwar möglich, auch seinen Burger achtsam zu essen, doch Fast-Food-Produkte sind dafür entwickelt worden, schnell und ohne Besteck verschlungen zu werden – ob im Stehen, Gehen oder beim Autofahren.

Die aus Italien stammende Slow-Food-Bewegung ist ein sinnvoller Gegentrend zum schnellen Burger und wunderbar mit der Philosophie der Achtsamkeit vereinbar. Im Mittelpunkt steht die Erkenntnis, dass gutes Essen viel mit Qualität und mit Genießen zu tun hat, und zum Genießen brauchen wir nun einmal Zeit. Zehn Minuten genügen nicht, um unser Essen oder gar die Atmosphäre beim Essen intensiv wahrzunehmen.

Wer langsamer isst und Wert auf frische, traditionell zubereitete Nahrung legt, der schmeckt mehr, ist anschließend länger satt und tut auch seiner Verdauung etwas Gutes. Slow Food ist zudem ein gutes Gegenmittel gegen Stress und wirkt sogar lebensverlängernd.

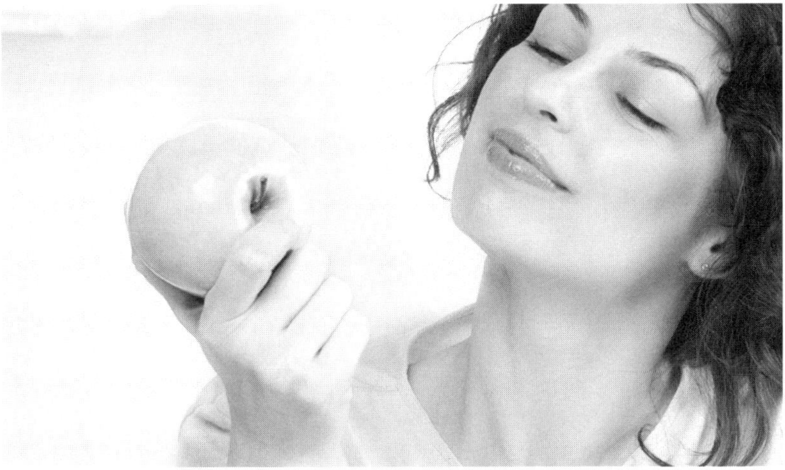

Die Methode im Überblick

Als ich neulich in einem Restaurant zum Thema Slow Food recherchiert habe, wollte ich einmal wissen, wie lange ich brauche, um ein Stück Weißbrot zu kauen, bevor ich es schlucke. Es waren knapp 15 Sekunden. Dann habe ich ausprobiert, was passiert, wenn ich mir 30 Sekunden Zeit nehme. Ich war überrascht, wie viel ich durch die simple Übung über mich selbst und den Geschmack von Essen gelernt habe. Vor allem aber war ich überrascht, dass ich auf diese Weise schon nach der Vorspeise satt war. Hier einige Tipps für alle, die das Geheimnis der Langsamkeit wieder entdecken wollen:

- Wenn Sie essen, dann setzen Sie sich dazu unbedingt hin.
- Nehmen Sie sich für eine Mahlzeit mindestens 20 Minuten Zeit.
- Teilen Sie Ihr Essen in mehrere kleine Gänge auf und legen Sie dazwischen kurze Pausen ein.
- Verlangsamen Sie den Essprozess. Kauen Sie doppelt so lange wie sonst, aber gehen Sie dabei nicht mechanisch vor. Es kommt nicht auf die genaue Zahl der Kaubewegungen an. Versuchen Sie nur, sich viel Zeit zu lassen. Achten Sie darauf, wie sich das für Sie anfühlt. Ändert sich der Geschmack des Essens? Sind Sie schneller satt – oder vielleicht länger?

8. Essen im Hier und Jetzt – die Gebrauchsanleitung

Wenn wir unsere Fähigkeit, achtsam zu sein, vertiefen, werden wir eine interessante Entdeckung machen: Wir leben in zwei Welten – in der wirklichen Welt und in der Welt, die nur in unserem Kopf existiert. Während der eine Teil von uns ständig mit Grübeln, Planen, Tagträumen, Sorgen und Wünschen beschäftigt ist, sehnt sich der andere nach dem einzigen Ort und der einzigen Zeit, in der unser Leben tatsächlich stattfindet: dem Hier und Jetzt.

Mehr oder weniger bewusst versuchen viele Menschen, diesen Kontakt wiederherzustellen. Der Wunsch, sich zu entspannen, sein Leben zu genießen oder sich selbst durch Sport, Kunst oder durch Begegnungen mit anderen Menschen wieder intensiver zu spüren, ist Ausdruck dieser Sehnsucht nach dem Wesentlichen. Es gibt verschiedene Wege, die uns mit dem Hier und Jetzt verbinden können – dazu gehören klassische Methoden wie Yoga oder Meditation oder auch ganz banale Dinge wie die Kaffee- oder Zigarettenpause.

Auch Achtsamkeitsübungen ermöglichen es uns, den Kontakt zum gegenwärtigen Augenblick aufzunehmen. Selbst eine einfache Mahlzeit kann dabei zur Meditation werden – zumindest aber zu einem Gegenmittel gegen Stress und innere Unruhe. Durch achtsames Essen im Hier und Jetzt schlagen wir zwei Fliegen mit einer Klappe: Einerseits lernen wir, uns selbst besser zu spüren, unser Essen zu genießen und uns zu entspannen. Andererseits wirken wir Essstörungen und Übergewicht entgegen und helfen unserem Körper, wieder zu seiner natürlichen Balance zu finden.

Was ist der Unterschied zwischen unbewusstem und achtsamem Essen? Der wichtigste besteht darin, dass Achtsamkeit uns dazu einlädt, bei der einen Sache zu bleiben, die wir gerade machen – in diesem Fall beim Essen. Statt auf Gedankenzüge aufzusteigen oder uns in Gefühlsstrudel reißen zu lassen, üben wir uns in »offenem Gewahrsein«, einer Geisteshaltung, die alles, was im jeweiligen Augenblick auftaucht, offen und wertneutral wahrnimmt, um es dann auch wieder loszulassen.

Die Methode im Überblick

- *Treffen Sie eine Entscheidung.* Wenn Sie achtsames Essen praktizieren wollen, dann sollten Sie sich das bewusst vornehmen. Natürlich müssen und können Sie sicher nicht jede Mahlzeit nutzen, um sich auf das Hier und Jetzt einzulassen. Doch wenn die Möglichkeit besteht, sollten Sie mit klarer Absicht handeln.
- *Bereiten Sie sich vor.* Achten Sie darauf, dass sich alles, was Sie für Ihr Essen brauchen, am Tisch befindet, etwa Salz, Gewürze, Getränke usw. Sie sollten nicht mehr aufstehen müssen. Schalten Sie das Handy aus, legen Sie die Zeitung weg und setzen Sie sich aufrecht und doch entspannt hin.
- *Nehmen Sie sich Zeit.* Entschleunigen Sie den Essvorgang. Nehmen Sie sich vor, langsamer zu essen und mehr zu genießen. Lassen Sie den Trubel des Alltags hinter sich.
- *Lenken Sie Ihre Achtsamkeit zunächst auf sich selbst.* Atmen Sie einige Male entspannt durch. Spüren Sie kurz in Ihren Körper hinein – spüren Sie die Füße auf dem Boden, die Sitzunterlage, Ihre Wirbelsäule, Schultern und Gesicht. Können Sie überflüssige Anspannungen loslassen? Lenken Sie Ihre Achtsamkeit dann auf Ihre Gedanken – womit sind Ihre Gedanken im Augenblick beschäftigt? Nehmen Sie das nur kurz wahr, ohne es zu kommentieren. Und wie fühlen Sie sich? Wie ist Ihre Stimmung?
- *Beginnen Sie nun mit dem achtsamen Essen.* Richten Sie Ihre Achtsamkeit ganz auf Ihr Essen – das Aussehen, den Duft, den Geschmack usw. Nehmen Sie sich Zeit, Ihr Essen zu kauen, zu schmecken und zu genießen.

Sicher wird es Augenblicke geben, in denen Ihre Gedanken abschweifen. Das ist vollkommen natürlich, und ein Teil des Achtsamkeitstrainings besteht darin, das einfach nur zu beobachten. Vielleicht sind es auch Gefühle wie Traurigkeit, Einsamkeit, Freude oder auch subtile Stimmungen, die plötzlich in das Feld Ihrer Aufmerksamkeit treten. Möglicherweise wird aber auch Ihr Körper auf sich aufmerksam machen. Vielleicht werden Ihnen Verspannungen, Rückenschmerzen oder Wärme oder Kälte bewusst. Was immer es auch ist – bleiben Sie im offenen Gewahrsam. Nehmen Sie es wahr … und dann kehren Sie mit Ihrer Achtsamkeit zum

Essen zurück – zum Aussehen, dem Geschmack, der Konsistenz Ihrer Speisen.

- *Benennen Sie alle Abschweifungen kurz.* Ganz gleich, ob es körperliche, emotionale oder mentale Eindrücke sind – legen Sie sie gedanklich in kleinen Schubladen ab. Zum Beispiel können Sie kurz »Schmerz« denken, wenn Sie Kopfschmerzen spüren, oder »Planen«, wenn Ihnen bewusst wird, dass Sie an zukünftige Erledigungen denken.
- *Wiederholen Sie das während der ganzen Mahlzeit.* Nehmen Sie alles bewusst wahr, und kehren Sie immer wieder zum Essen als Ihrem »Meditationsobjekt« zurück. Das kann zum Beispiel so aussehen: Essen – Jucken am Rücken – Essen – Sorgen – Essen – Ängstlichkeit – Essen – Geräusche am Nebentisch – Unruhe – Essen – usw.

Beim Kategorisieren ist es oft am einfachsten, Überbegriffe, wie »Denken«, »Gefühl«, »Körperempfindung« oder »Geräusch« zu wählen. Doch was auch immer im gegenwärtigen Augenblick auftaucht, kehren Sie immer wieder ruhig und geduldig zum Essen zurück, denn darum geht es bei dieser Übung.

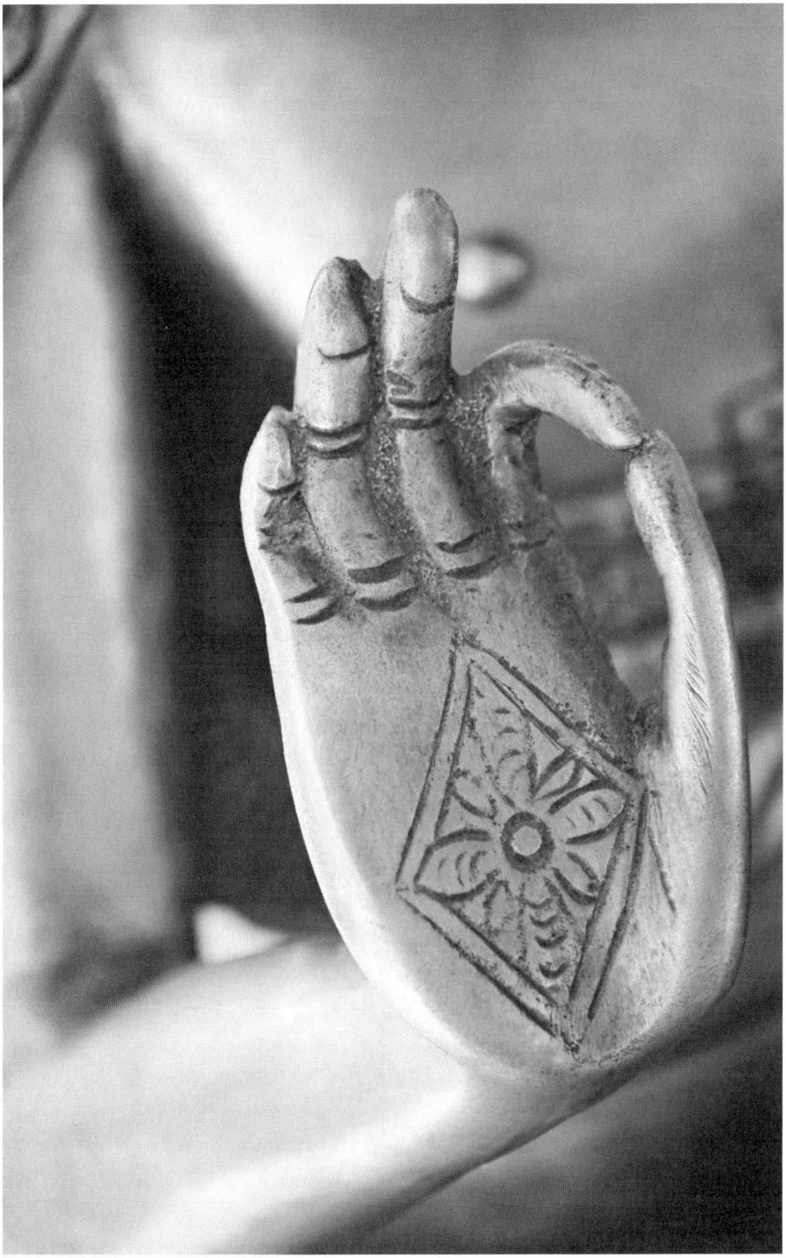

9. Sich achtsam bewegen

Falls Sie Ihr Gewicht reduzieren oder einfach nur gesünder leben und sich wohler fühlen wollen, ist neben der richtigen Ernährung auch regelmäßige Bewegung ein wichtiger Faktor, um dieses Ziel zu erreichen. Doch bekanntlich haben gerade Menschen, die übergewichtig sind, nur selten ein gutes Verhältnis zum Thema Bewegung. Das ist kein Wunder, denn Sport kann nicht nur recht langweilig, sondern auch sehr anstrengend werden, und so manch ein Jogger hat nicht trotz, sondern wegen seines Trainingspensums einen frühzeitigen Herztod erlitten.

Ist Sport also Mord? Das kommt sehr darauf an. Leistungssport ist sicher nicht jedermanns Sache. Doch was regelmäßiges und moderates Training angeht, so sind sich Ärzte und Wissenschaftler einig: Wer rastet, der rostet. Die Großzahl der Todesfälle lässt sich nicht etwa darauf zurückführen, dass Menschen sich zu viel bewegen, sondern darauf, dass sie sich viel zu wenig bewegen. Regelmäßige Bewegung ist wirkungsvoller als jedes Heilmittel. Bewegung beugt Arterienverkalkung vor und schützt Herz und Blutgefäße. Während Blutdruck und Cholesterinspiegel sinken, steigt die Immunabwehr. Bewegung stärkt die Gelenke und schützt vor chronischen Erkrankungen wie Diabetes oder Krebs. Sogar die Stimmung profitiert, da Glückshormone im Körper ausgeschüttet werden. Nicht zuletzt aber tut sportliche Aktivität auch der Figur gut – für viele Anreiz genug, in Bewegung zu kommen.

Sie haben trotzdem keine Lust? Das kann mehrere Gründe haben: Vielleicht haben Sie bisher schlechte Erfahrungen gemacht. Durch Achtsamkeit können Sie jedoch erleben, dass Bewegung durchaus Freude machen kann und alles andere als »stressig« sein muss. Ein anderer Grund, warum viele sich nicht gerne bewegen, ist ein schlecht entwickeltes Körperbewusstsein. Auch hier sind Achtsamkeitsübungen Gold wert, da sie den Kontakt zum eigenen Körper schnell wieder herstellen und das Gespür für das, was unser Körper braucht, entwickeln.

Ein häufiges Gegenargument gegen Fitnesstraining ist, dass es »anstrengend« ist, sich zu bewegen. Das stimmt – allerdings muss es gar nicht anstrengend sein, sich anzustrengen … Wenn Sie sich achtsam bewegen, werden Sie erkennen, dass Sie psychisch vollkommen heiter und entspannt sein können, auch, wenn Ihr Körper gefordert ist.

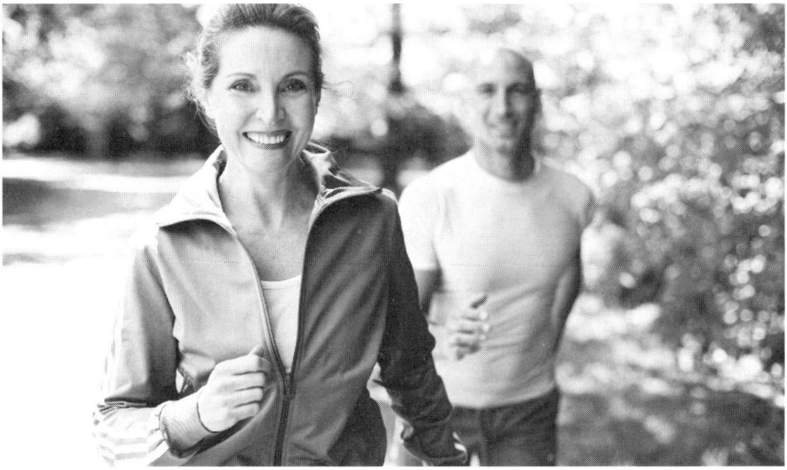

Achtsamkeit kann in allen Bereichen des Lebens eingesetzt werden – beim Essen, in der Partnerschaft, im Job und natürlich auch beim Sport. Egal, ob Sie laufen, wandern, Rad fahren oder in den Sportverein gehen: Lassen Sie jedes Leistungsdenken hinter sich. Konzentrieren Sie sich nicht auf die äußere Leistung, sondern auf Ihre Gefühle – nicht auf das Außen, sondern auf das Innen. Bleiben Sie offen, geduldig und entspannt, lenken Sie Ihre Aufmerksamkeit auf Ihren Körper und Ihre Gefühle und vor allem: Lernen Sie, mit Ihren Grenzen umzugehen!

Wenn Sie über Ihre Grenzen gehen und die Signale Ihres Körpers nicht beachten, werden Sie garantiert schnell wieder das Handtuch werfen. Den ganzen Tag auf dem Sofa zu sitzen unterfordert Ihren Körper, denn er braucht Bewegung wie die Blumen das Wasser. Doch einen Marathon zu laufen oder täglich stundenlang zu trainieren ist auch nicht die Lösung. Die Wahrheit liegt wie so oft in der Mitte, und in diesem Fall sogar eher ein ganzes Stück darunter. Mit kleinen Schritten kommen Sie oft am schnellsten voran, und das gilt erst Recht, wenn es um körperliches Training geht.

Die Methode im Überblick

- Achtsamer zu trainieren ist ganz einfach: Der erste Schritt besteht darin, dass Sie überhaupt einmal herausfinden, was das Richtige für Sie ist. Manche Menschen fahren gerne Rad, manche lieben Jogging, andere tanzen lieber, gehen im Park spazieren oder ins Fitnessstudio… Finden Sie heraus, welche Art der Bewegung Ihnen am meisten liegt.
- Achten Sie auf Ihre Grenzen. Wie viel Bewegung tut Ihnen gut? Was ist zu wenig, was ist zu viel? Achten Sie auf die Signale Ihres Körpers. Beißen Sie die Zähne nicht zusammen, bleiben Sie locker. Wenn Schmerzen auftreten, sollten Sie es ruhiger angehen.
- Lassen Sie sich von Ihrem Atem leiten – er zeigt Ihnen am besten, ob die Intensität Ihres Trainings angemessen ist. Bleiben Sie immer in Kontakt zu Ihrem Atemempfinden, während Sie sich bewegen.
- Trainieren Sie im Hier und Jetzt. Betreiben Sie »Zen in der Kunst des Laufens«. Oder des Wanderns oder Federballspielens. Konzentrieren Sie sich auf Ihren Körper. Lenken Sie Ihre Achtsamkeit auf die Bewegungen, den Rhythmus, Ihre Muskeln und Ihre Haltung. Können Sie in Ihrem Körper bleiben? Beobachten Sie Ihre Gedanken: Schweifen sie ab? Verlieren Sie sich in Tagträumen, Grübelei oder Wertungen und Urteilen? Wenn Sie Ablenkungen wahrnehmen, dann kehren Sie einfach wieder geduldig zu Ihrem Körper und Ihrem Atem zurück. Immer wieder.
- Verfolgen Sie die Strategie der kleinen Schritte. Wenn Sport nichts für Sie ist, können Sie immer noch mehr Bewegung in Ihren Alltag bringen und längere Spaziergänge machen.

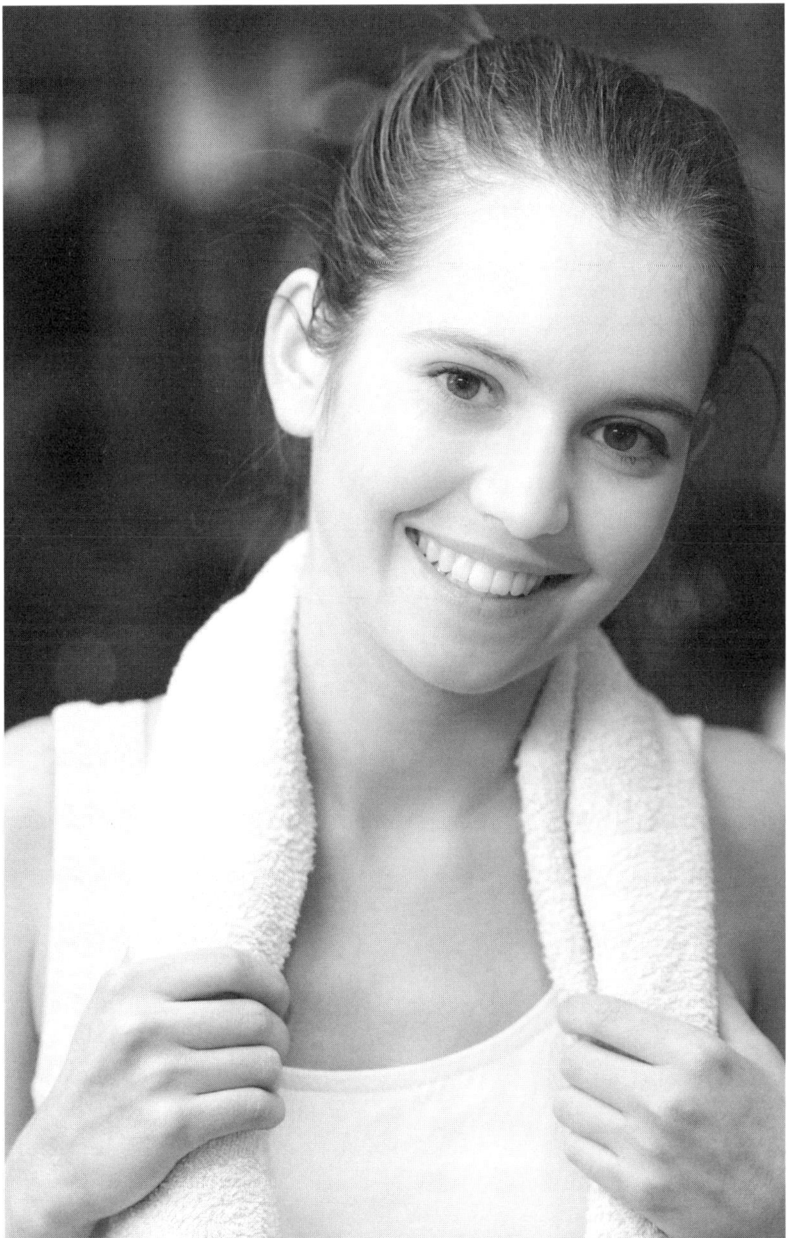

10. Hunger oder Appetit? So spüren Sie den Unterschied

Es ist nicht der Hunger, sondern der Appetit, der unsere Gewichtsprobleme verursacht. Würden wir nur essen, wenn wir wirklich hungrig sind, bräuchte niemand mehr ein Diätbuch. Wenn Sie Hunger haben, dann essen Sie. Haben Sie aber nur Appetit, sollten Sie besser noch ein wenig warten.

Das Problem ist nur: Wie sollen wir zwischen Hunger und Appetit unterscheiden? Das ist oft gar nicht leicht, da viele von uns den Kontakt zu ihrem natürlichen Hungergefühl längst verloren haben. Gerade wer schon einige Diäten hinter sich hat, hat verlernt, den Signalen seines Körpers zu vertrauen.

Wie können wir herausfinden, ob wir Appetit oder wirklich Hunger haben? Einige Punkte helfen bei der Orientierung: Hunger verursacht klare Körperempfindungen – der Magen knurrt oder zieht sich zusammen, der Kreislauf macht schlapp, der Blutzuckerspiegel sinkt und es kann zu Kopfschmerzen, Konzentrationsproblemen oder Stimmungstiefs kommen. Im Gegensatz zum Hunger kommt der Appetit nicht aus dem Körper, sondern aus der Seele. Er entsteht durch unsere Vorstellung oder durch sinnliche Reize – wir sehen Leckereien beim Einkaufen, riechen eine Bratwurst oder werden durch die Werbung angeregt. Appetit hat weniger mit Not als vielmehr mit Lust zu tun. Oft verstecken sich Gefühle oder Sehnsüchte nach Geborgenheit oder Wohlbehagen hinter dem Appetit, weshalb er auch schwer zu sättigen ist. Wenn Sie lernen, immer besser zwischen Hunger und Appetit zu unterscheiden, schärfen Sie nicht nur Ihre Achtsamkeit – Sie können auch bewusster entscheiden, ob und was Sie essen.

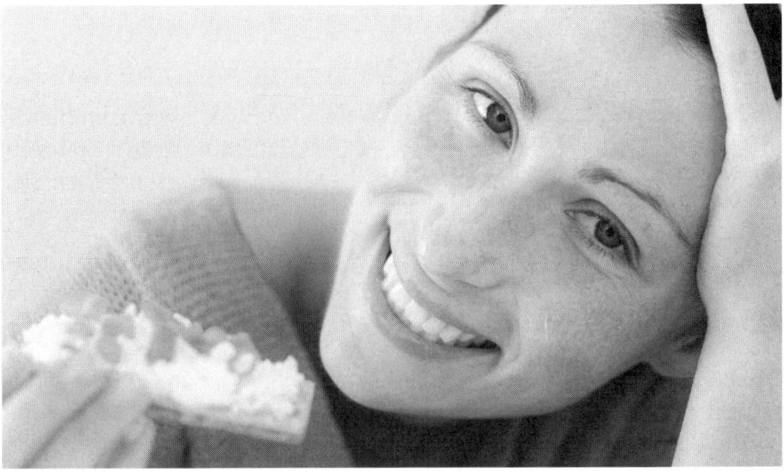

Die Methode im Überblick

- Stopp! Treten Sie innerlich einen Schritt zurück, bevor Sie zu essen beginnen. Fragen Sie sich, welche Stimmungen, Situationen oder Körpersignale Sie gerade zum Essen anregen.
- Stellen Sie sich die einfache Frage: »Habe ich wirklich Hunger?« Achten Sie auf Körpersignale: Knurrt Ihr Magen, fühlen Sie sich ausgehungert, erschöpft oder ist Ihre Stimmung im Keller? Überlegen Sie auch, wann Sie das letzte Mal gegessen haben.
- Was würde passieren, wenn Sie noch eine Stunde warten müssten, bevor Sie etwas zu essen bekommen? Wäre das ein ernstes Problem oder nur etwas unangenehm für Sie?
- Entscheiden Sie jetzt bewusst, was Sie tun werden. Es ist allein Ihre Wahl. Nehmen Sie achtsam wahr, wie Sie sich entscheiden, ohne das jedoch zu bewerten oder zu verurteilen:

a) »Ich habe Hunger und werde jetzt X essen.«
b) »Ich habe nur Appetit, trotzdem werde ich jetzt X essen.«
c) »Ich habe nur Appetit und werde mit dem Essen noch etwas warten.«

11. Bestimmen Sie Ihren Stresspegel

Stress ist ein natürlicher biologischer Schutzmechanismus. Wenn ein negativer Reiz auf Sie einwirkt, müssen Sie reagieren, um nicht zu Schaden zu kommen – Sie sind kurzfristig im Stress. Wenn es in der Sonne zu heiß wird, gehen Sie in den Schatten. Und wenn Sie auf Ihrer Luftmatratze im Meer aufwachen und bemerken, dass die Strömung Sie weit vom Ufer abgetrieben hat, werden Sie wie ein Weltmeister um Ihr Leben paddeln.

Problematisch wird es, wenn Stress nicht mehr abgebaut wird. Dauerstress macht krank und lässt uns dick werden. Sehr häufig ist Alltagsstress Ursache für Unachtsamkeit beim Essen. Wenn typische Stressauslöser wie Eile, Leistungsdruck, Einsamkeit, Sorgen oder Schuldgefühle uns belasten, suchen wir unbewusst nach Entspannung, Geborgenheit und Wohlbehagen – und Essen ist nun mal eine sehr bequeme Möglichkeit, diese Sehnsucht zu befriedigen.

Nachweislich sind achtsamkeitsbasierte Methoden sehr gut geeignet, um Stress abzubauen. MBSR bedeutet ja auch nichts anderes als »Stressbewältigung durch Achtsamkeit«. Und doch ist Achtsamkeit keine Entspannungstechnik. Es geht nicht darum, seinen Zustand aktiv zu verändern, sondern nur darum, genau wahrzunehmen und anzunehmen, was ist. Interessanterweise lassen sich Veränderungen gerade dadurch am nachhaltigsten herbeiführen.

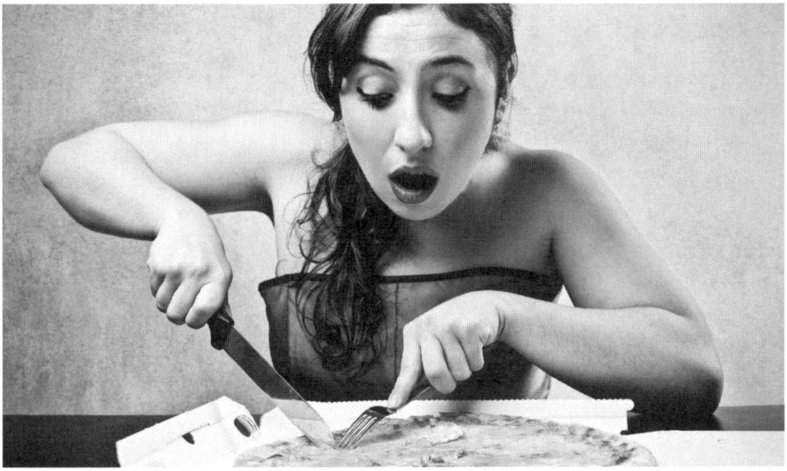

Die Methode im Überblick

A) Checken Sie Ihren momentanen Stresspegel.

- Wie geht es Ihnen körperlich? Achten Sie auf körperliche Stressauslöser wie Verspannungen, Schmerzen, Beschwerden, Erschöpfung, Herz-Kreislauf-Probleme usw.
- Wie fühlen Sie sich? Richten Sie Ihre Achtsamkeit darauf, ob belastende Gefühle wie Traurigkeit, Depressionen, Einsamkeit, Schuldgefühle, Ärger, innere Leere oder Minderwertigkeitsgefühle präsent sind.
- Was denken Sie gerade? Gibt es mentale Stressauslöser wie Sorgen, Grübeln, wertende Gedanken über sich oder andere, Vergleiche, To-Do-Listen im Hinterkopf usw.?

B) Ordnen Sie Ihren momentanen Stresspegel spontan auf einer Skala von 0 (kein bisschen Stress) bis 10 (extrem im Stress) ein.

C) Beobachten Sie, ob sich Ihr Stresspegel auf Ihr Essverhalten auswirkt. Je höher er ist, desto wahrscheinlicher ist das.

Wiederholen Sie diese Technik regelmäßig: Untersuchen Sie vor dem Essen Ihren Stresspegel, indem Sie einige Minuten Kontakt zu Ihrem Körper, Ihren Gefühle und Gedanken aufnehmen.

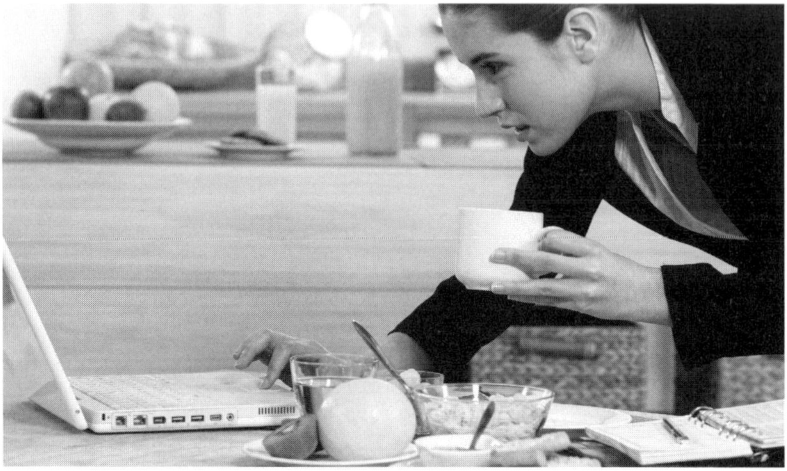

12. Kennen Sie Ihre emotionalen Problemzonen?

Emotionale Esser nehmen große Mengen Nahrung zu sich, wenn sie beispielsweise traurig, frustriert, einsam oder gestresst sind. Da Emotionen so häufig zur Fressfalle werden, geht es in dieser Übung darum, seine eigenen emotionalen Muster zu entdecken und den Zusammenhang zwischen belastenden Gefühlen und übermäßigem Essen zu erkennen. Finden Sie heraus, welche konkreten Gefühle typischerweise dazu führen, dass Sie nachts vor dem Kühlschrank stehen oder in der Küche nach Süßigkeiten suchen.

Um Ihre emotionalen Fallen zu erkennen und schließlich auch loszulassen, ist es wichtig, sich in den Situationen zu ertappen, in denen Sie unkontrolliert essen. Versuchen Sie dann, das Gefühl auszumachen, das dahinter steckt, dieses Gefühl genau zu erforschen und zu beobachten, wie es sich auf Ihren Körper auswirkt. Abschließend lenken Sie die Achtsamkeit auf Ihren Atem und beenden die Übung.

Die Methode im Überblick

Vorbereitung: Wann immer Sie in die Süßigkeiten- oder Chipsfalle tappen oder einen Heißhungeranfall haben, sollten Sie sich fragen, ob es hier wirklich um Essen oder doch eher um seelische Bedürfnisse geht.

- *Erster Schritt:* Welches Gefühl können Sie im Augenblick wahrnehmen? Zu den Gefühlen, die am häufigsten zu Essproblemen führen, gehören Langeweile, Frust, Unruhe, Einsamkeit, Überlastung, Eile, Erschöpfung, Ärger, Trauer, Kummer, Beziehungsprobleme, Depressionen, Scham und Schuld.

Benennen Sie Ihr Gefühl, doch vermeiden Sie dabei »Ich-Formulierungen«. Statt: »Ich bin traurig« oder »Ich schäme mich« sollten Sie sagen: »Da ist Traurigkeit« oder »Da ist eine depressive Stimmung«.

- *Zweiter Schritt:* Versuchen Sie, das Gefühl im Körper zu lokalisieren. Wie verändert sich Ihr Körper, wenn Sie zum Beispiel traurig, verärgert oder deprimiert sind? Ziehen Sie die Schultern hoch? Pressen Sie die Lippen zusammen? Spüren Sie Spannungen im Gesicht, Rücken oder Bauch? Sinken Sie in sich zusammen? Haben Sie feuchte Hände oder Herzklopfen? Was immer es ist: Nehmen Sie es achtsam wahr.

- *Dritter Schritt:* Bleiben Sie so lange bei Ihrem Gefühl, bis Sie sowohl das Gefühl als auch die körperlichen Reaktionen darauf klar wahrgenommen haben. Richten Sie Ihre Achtsamkeit dann langsam auf Ihren Atem. Beobachten Sie, wie Ihr Atem rhythmisch kommt und geht – das Heben und Senken der Bauchdecke. Bleiben Sie einige Atemzüge konzentriert bei der Wahrnehmung der Atembewegungen. Anschließend beenden Sie die Übung.

13. Öfter mal was Neues

Jeder Augenblick bietet uns die Möglichkeit, neue Erfahrungen zu sammeln. Wir können sehen, hören, riechen, schmecken und tasten. Würden wir wirklich achtsam und mit wachen Sinnen leben, so würde unser Leben zu einer spannenden Entdeckungsreise werden. Doch leider werden wir stark von unseren Gewohnheiten geleitet. Unser Verhalten wird oft von Routine bestimmt. Und je mehr wir uns auf ausgetretenen Pfaden bewegen, desto mehr leidet unsere Lebendigkeit darunter.

Beim Essen zeigt sich besonders deutlich, dass viele Menschen Gewohnheitstiere sind. In der Küche benutzen wir immer die gleichen Zutaten, und wenn wir auswärts essen, wählen wir immer wieder unser Lieblingslokal um die Ecke und bestellen immer die gleichen Gerichte.

Achtsamkeit ist ein wirkungsvoller Weg, Routine zu durchbrechen. Wenn wir achtsamer sind, werden wir uns freier fühlen, mehr Raum haben und damit beginnen, zu experimentieren und Neues auszuprobieren. Und umgekehrt funktioniert das auch: Indem wir unsere Gewohnheiten gezielt durchbrechen, werden wir automatisch wacher und bewusster, da neue Erfahrungen unsere Achtsamkeit aktivieren.

Auch alte, eingefahrene Muster können jederzeit durchbrochen werden. Oft genügen dazu Kleinigkeiten: ein neues Shampoo, ein anderer Weg zur Arbeit, ein neues Reiseziel für den nächsten Urlaub. Oder noch einfacher: Essen Sie doch öfter einmal etwas, was Sie üblicherweise nicht essen würden.

Rot ist eben nicht nur rot, sondern kann auch zinnoberrot, rubinrot, bordeaux-, purpur- oder rosarot sein. Die Welt ist bunt. Es wäre schade, wenn wir im Leben (und beim Essen) allzu einfarbig werden würden.

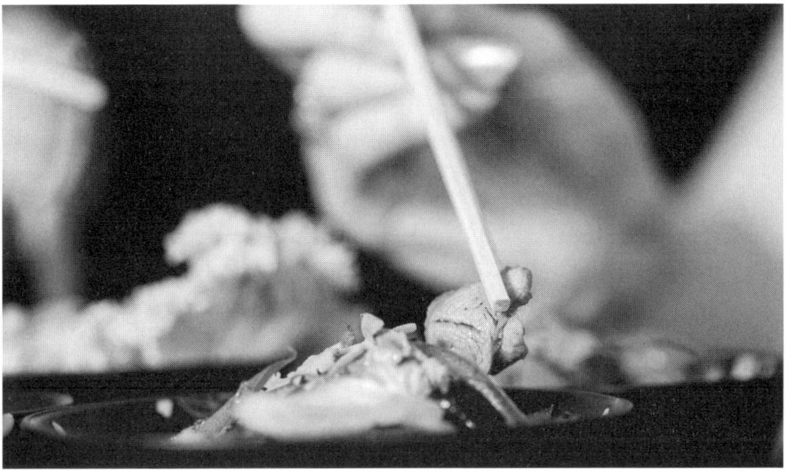

Die Methode im Überblick

Probieren Sie beim Kochen neue Rezepte aus. In Büchereien oder im Internet wimmelt es von Gerichten, für die Sie Kräuter, Gewürze und Zutaten brauchen, die Sie wahrscheinlich noch nie verwendet haben.

Auch beim Einkaufen gibt es unendlich viele Möglichkeiten, seine Routine zu durchbrechen. Ob Brot, Müsli, Rotwein oder Schokolade – die Auswahl an Sorten ist enorm. Wählen Sie Produkte aus, die Sie noch nicht kennen.

Was das Restaurant betrifft: In vielen Städten können Sie neben italienischen, griechischen oder chinesischen Gerichten auch solche aus Vietnam, Malaysien, Afghanistan, Indien oder Äthiopien kennenlernen (um nur einige zu nennen).

Nur an eines sollten Sie denken, wenn Sie Ihren Geschmack auf Entdeckungsreise schicken: Essen Sie achtsam und genießen Sie bewusst.

14. Achtsam Diät halten?

Grundsätzlich sollten Sie mit Diäten sehr vorsichtig sein: Im Gegensatz zu achtsamkeitsbasierten Methoden geht es bei Diäten meist nur darum, äußere Regeln zu befolgen, statt zu spüren, was Ihnen gut tut. Wenn Sie Diäten auf herkömmliche Weise durchführen, wird das Essen irgendwann zu Ihrem Feind werden, da Ihr innerer Genießer und Ihr innerer Kritiker sich in die Haare kriegen. Mit Achtsamkeit haben Diäten dann nichts mehr zu tun.

Andererseits … warum drehen Sie den Spieß nicht einfach um? Sie können jede Diät im Prinzip ja auch für Ihre Achtsamkeit nutzen. Einen ähnlichen Ansatz haben wir in unserem Buch »Die Minus-1-Diät« (Südwest Verlag) vorgestellt. Die Frage, die wir dabei gestellt haben, lautet: »Wie wirkt sich eine kurzfristige Umstellung der Ernährung auf uns aus – auf den Körper, die Gefühle und das Wohlbefinden? Was passiert, wenn wir zum Beispiel eine Woche lang keinerlei Zucker mehr essen oder eine Woche auf Milchprodukte oder Kaffee verzichten?« Zahlreiche Leserzuschriften haben gezeigt, dass die Minus-1-Diät zu überraschenden Erfahrungen führt und dazu beiträgt, schädliche Essgewohnheiten langfristig zu verändern.

Das Prinzip der Minus-1-Diät können Sie bei jeder Diät anwenden. Ob Sie wie bei der LOGI-Methode auf Kohlenhydrate in Form von Weißbrot, Süßwaren oder Kartoffeln verzichten, ob Sie sich auf Rohkost beschränken oder wie bei der FdH-Diät nur noch die Hälfte essen: Immer können Sie sich darauf konzentrieren, wie sich das für Sie anfühlt und achtsam darauf schauen, wie Ihr Körper reagiert – und zwar nicht nur auf der Waage, sondern rundum. Auf diese Weise können Sie jede Diät intelligent, effektiv und im Sinne der Achtsamkeit durchführen.

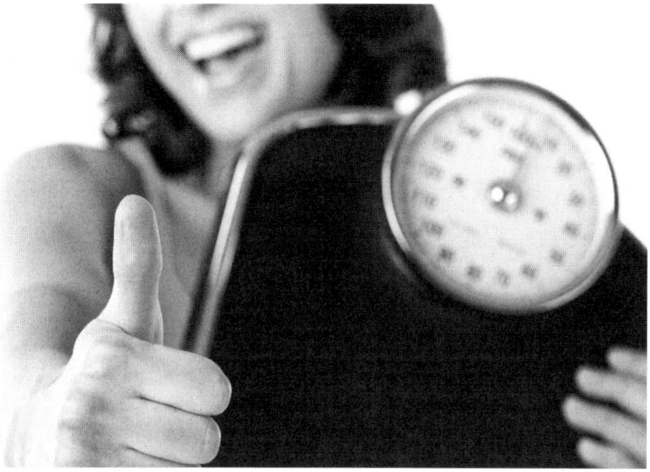

Die Methode im Überblick

Wählen Sie Ihre Lieblingsdiät oder eine neue Diät aus, die Sie ausprobieren wollen. Setzen Sie sich einen festen Zeitraum – eine Woche ist meist ideal, um Veränderungen zu beobachten.

Halten Sie sich bei der Durchführung zwar an die Regeln der Diät, legen Sie aber vor allem großen Wert darauf, die Diät achtsam durchzuführen und mehr nach innen als nach außen zu schauen.

Beobachten Sie, wie es Ihnen mit der Umstellung der Ernährung geht. Am besten führen Sie dazu ein Tagebuch: Welche Veränderungen fallen Ihnen auf? Wie geht es Ihnen körperlich und psychisch? Fühlen Sie sich leichter und vitaler oder schwerer und erschöpfter? Haben Sie mehr oder weniger Energie?

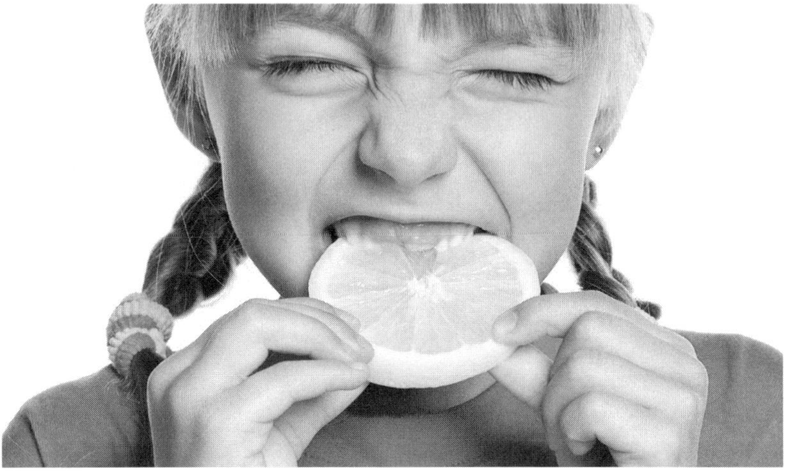

15. Verzichten Sie eine Woche lang auf Zucker

Diese Übung entstammt der »Minus-1-Diät« (Südwest Verlag), einer Methode, die ich vor wenigen Jahren gemeinsam mit Aljoscha Long entwickelt habe. Bei der Minus-1-Diät geht es darum, seine Achtsamkeit beim Essen zu schärfen und herauszufinden, welche Nahrungsmittel uns gut tun und welche uns belasten.

Das Prinzip ist einfach: Im Laufe von acht Wochen wird jede Woche lang immer nur auf ein einziges Nahrungs- oder Genussmittel verzichtet. In der ersten Woche auf Zucker, in der zweiten dann auf Fast Food, in der dritten auf Kaffee, in der vierten auf Milchprodukte, in der fünften auf Weißmehl, in der sechsten auf Alkohol, in der siebten auf Fleisch und Fisch und in der letzten auf Zusatzstoffe. Wichtig ist, sich während dieser Wochen genau zu beobachten und auf Veränderungen zu achten. Die Minus-1-Diät hilft Ihnen herauszufinden, wie Sie ticken und zu spüren, wie welche Nahrung sich auf Sie auswirkt.

In der folgenden Übung geht es darum, eine Woche lang Zucker wegzulassen. Zucker ist für viele von uns problematisch und belastet die Figur. Allerdings gilt das nicht für alle. Daher sollten Sie beobachten, wie es Ihnen ganz persönlich damit geht, einmal ganz auf Zuckerhaltiges zu verzichten – wenigstens eine Woche lang.

Die Methode im Überblick

Streichen Sie **zugesetzten** Zucker kurzfristig ganz aus Ihrem Speiseplan. Eine Woche lang sind alle Zuckerarten wie Haushalts- oder Rohrzucker aber auch Süßigkeiten, Kuchen, Eis, süße Getränke wie Limonaden etc. ebenso tabu wie Süßstoffe und alle alternativen Süßmittel wie Honig, Ahornsirup oder Agavendicksaft.

Nahrungsmittel, in denen Zucker in natürlicher Form vorkommt, wie etwa Fruchtzucker im Obst, Milchzucker in der Milch oder Kohlenhydrate in Brot und Reis sind aber erlaubt. Verzichten Sie ausschließlich auf jene Zuckerformen, die industriell zugesetzt wurden. Zucker steckt übrigens nicht nur in Süßigkeiten und Süßspeisen, sondern zum Beispiel auch in Ketchup, Konserven, Marmeladen, Salatsaucen oder Cornflakes.

Beobachten Sie sich während dieser Woche sehr genau. Fragen Sie sich regelmäßig, ob Sie Veränderungen spüren. Fühlen Sie sich besser oder schlechter? Ändert sich Ihr Energiepegel? Sind Sie wacher? Tut die zuckerfreie Woche Ihrer Gesundheit gut – leiden Sie beispielsweise weniger unter Allergien oder Verdauungsproblemen? Verändert sich Ihr Gewicht? Oder haben Sie »Entzugserscheinungen«?

Am Ende der Woche können Sie Bilanz ziehen. Und dabei können Sie auch eine Entscheidung treffen, wie Sie in Zukunft mit Industriezucker umgehen wollen.

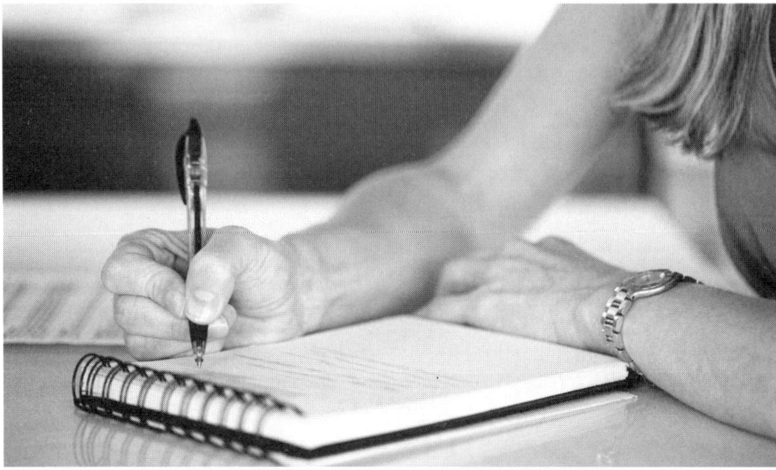

16. Führen Sie ein Achtsamkeitstagebuch

Durch ein Achtsamkeitstagebuch können Sie viel über sich selbst erfahren. Tagebücher unterstützen die Selbsterkenntnis, und die ist ja bekanntlich der erste Schritt zur Besserung – auf jeden Fall aber zu einer bewussteren Lebensweise. Handschriftliche Notizen eignen sich nicht nur gut, um seine (Fr-)Essmuster zu entlarven, sie haben auch den Vorteil, dass man später jederzeit wieder auf sie zurückgreifen kann.

Manche Menschen mögen es nicht, Tagebuch zu führen. Sie finden den Gedanken, jeden Abend vor ihren Notizen brüten zu müssen, anstrengend. Mit einem Achtsamkeitstagebuch ist das jedoch etwas anderes. Erstens genügt es, dieses Tagebuch über einen begrenzten Zeitraum zu führen (ich empfehle Ihnen, es eine Woche lang auszuprobieren). Zweitens benötigen Sie am Abend nicht länger als zehn Minuten für Ihre Aufzeichnungen, und drittens geht es auch gar nicht darum, sich großartige Gedanken zu machen oder möglichst viel zu schreiben.

Im Kasten finden Sie einige simple Fragen, die Sie spontan beantworten sollten. Sie können sich die Seite kopieren und als Vordruck verwenden. Es gibt beim Schreiben nur wenige »Regeln«: Werten Sie nicht, verurteilen Sie sich nicht, versuchen Sie nicht, »Fehler« aufzudecken! Bemühen Sie sich, möglichst offen und mitfühlend auf Ihre Essgewohnheiten und die Bedürfnisse, die dahinter stecken könnten, zu schauen.

Die Methode im Überblick

Nehmen Sie sich abends Papier, Stift und zehn Minuten Zeit. Denken Sie an eine Hauptmahlzeit dieses Tages zurück – am besten an eine, an die Sie sich gut erinnern können. Beantworten Sie dann spontan folgende Fragen:

- Haben Sie eher langsam oder eher schnell gegessen?
- Haben Sie wenig, genug oder tendenziell zu viel gegessen?
- Haben Sie Ihr Essen konzentriert oder eher nebenbei, im Gehen oder Stehen zu sich genommen?
- Waren Sie abgelenkt? Wenn ja – wovon? (TV, Handy, Zeitung oder Leute, die mit Ihnen am Tisch saßen …)
- Falls Sie in Begleitung gegessen haben: War das eher anstrengend oder entspannend?
- Waren Ihnen Ihre Gefühle bewusst, bevor Sie gegessen haben?
- Wie haben Sie sich während des Essens gefühlt?
- Wie ging es Ihnen nach dem Essen?
- Haben Sie sich beim oder nach dem Essen geärgert oder hatten Sie Schuldgefühle? Hatten Sie den Eindruck, etwas »Verbotenes« gegessen zu haben?
- Ist es Ihnen phasenweise gelungen, achtsam zu essen?

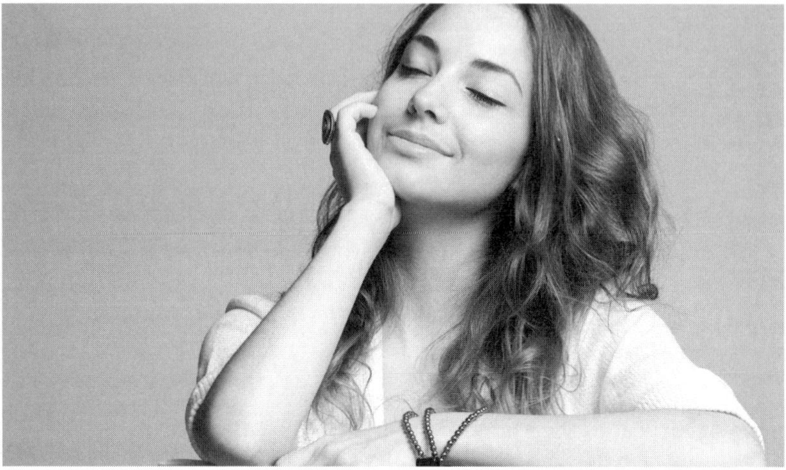

17. STOPP! In drei Minuten gegen den Autopiloten

Am Ende sind wir immer schlauer als am Anfang. Das gilt auch für das Essen. Leider kommt der Moment, in dem unsere Achtsamkeit einsetzt, oft viel zu spät. Nach dem Essen ist es zwar leicht, zu bemerken, dass wir viel zu viel gegessen oder das Falsche gewählt haben, doch dann ist es vorbei. Wohlgemerkt: Es ist nie zu spät, achtsam zu sein, denn auch nach dem Essen können wir wichtige Erfahrungen machen und Erkenntnisse gewinnen. Doch um bewusst auszuwählen, was, wie und wie viel wir essen, ist es dann eben zu spät.

Das Problem, dass unser Autopilot uns durch den Tag lenkt, ist weit verbreitet. Niemand kommt so leicht aus seinem Trott heraus, und jeder steckt in seinen Mustern fest. Es wäre doch schön, einen Schalter zu haben, den wir nur umkippen müssten, um von »unbewusst« auf »achtsam« umzuschalten. Und wissen Sie was? So einen »Schalter« gibt es. Die folgende 3-Minuten-Meditation hilft Ihnen, aus der alltäglichen Hektik auszusteigen und Kontakt zum Hier und Jetzt aufzunehmen. Sie können die Übung im Sitzen, Stehen oder Gehen praktizieren. Zum Beispiel dann, wenn Sie im Restaurant auf Ihr Essen warten oder auf dem Heimweg in der U-Bahn sitzen und wissen, dass Sie sich gleich zu Hause Ihr Abendessen zubereiten werden.

Die Methode im Überblick

1. Richten Sie die Aufmerksamkeit zuerst kurz auf Ihren Körper. Nehmen Sie eine aufrechte Haltung ein, ganz gleich, ob Sie sitzen, stehen oder gehen.
2. Lenken Sie Ihre Achtsamkeit nun auf Ihre momentanen Erfahrungen. Was können Sie genau jetzt wahrnehmen? Worüber denken Sie gerade nach? Gibt es bestimmte Gefühle, die im Feld Ihrer Achtsamkeit auftauchen? Oder gibt es körperliche Empfindungen, die Sie bemerken? Was auch immer es ist, ob angenehm oder unangenehm, erwünscht oder unerwünscht – es ist okay und darf da sein.
3. Richten Sie Ihre Achtsamkeit nun auf Ihren Atem. Wo spüren Sie Ihren Atem – vielleicht im Bauch, der sich hebt und senkt? Oder in der Nase, wo Sie den Lufthauch beim Atmen in Ihren Nasenlöchern wahrnehmen können? Konzentrieren Sie sich ganz auf den Atem – auf jedes Kommen und jedes Gehen des Atems. Verändern Sie den Atem dabei nicht, sondern beobachten Sie ihn nur. Lassen Sie sich von Ihrem Atem in die Gegenwart tragen.
4. Dehnen Sie die Aufmerksamkeit nun langsam aus. Spüren Sie weiterhin die Atembewegung, zusätzlich aber auch Ihren Körper und Ihre Haltung. Versuchen Sie, den Körper als Ganzes wahrzunehmen.
5. Abschließend wenden Sie sich wieder den Tätigkeiten des Alltags zu – zum Beispiel dem Kochen oder dem Essen. Versuchen Sie, Ihre Achtsamkeit dabei aufrechtzuerhalten.

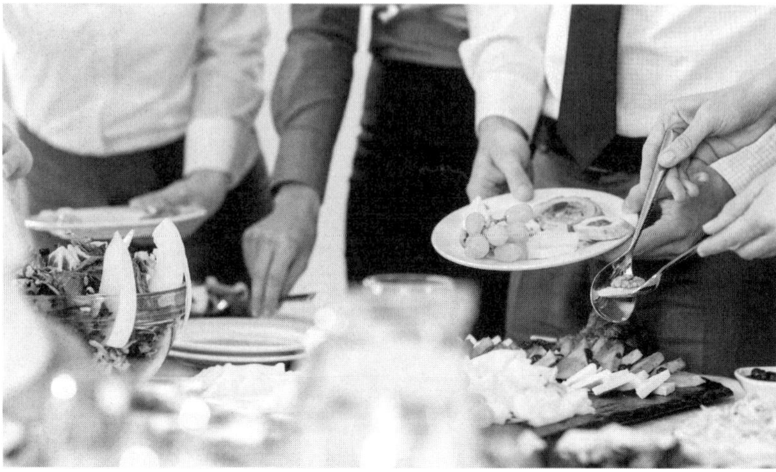

18. Achtsamkeit in der Kantine?

Den meisten Menschen bereitet es keine Probleme, zu Hause in Ruhe Achtsamkeitsübungen durchzuführen. Aber was, wenn wir auswärts essen? Prinzipiell wäre es ratsam, achtsames Essen zunächst in einer ungestörten Umgebung zu üben, doch leider lässt sich das oft nicht einrichten. Im Alltag haben wir nur selten die Gelegenheit, unsere Mahlzeiten alleine einzunehmen. Doch um unbewusste Ernährungsmuster zu durchbrechen, müssen Sie natürlich nicht zum Einsiedler werden. Weder müssen Sie Ihren Job kündigen, noch gemeinsame Essen mit Freunden absagen. Entscheidend ist nur, sich zu erinnern, dass es auch mitten im Alltag viele Chancen gibt, sich zu sammeln und achtsam zu sein – nicht zuletzt bei gemeinsamen Mahlzeiten.

Ob Sie mit Freunden ins Lokal oder mit Kollegen in die Kantine gehen: Sie können überall achtsam essen. Machen Sie sich immer wieder bewusst, dass Sie viel öfter die Wahl haben, als Sie glauben. Vielleicht können Sie nicht wählen, in welcher Gesellschaft Sie essen werden, aber einige Wahlmöglichkeiten haben Sie trotzdem. Indem Sie achtsam wählen, können Sie neue Perspektiven gewinnen und sich von einschränkenden Sichtweisen und unbewussten Verhaltensweisen lösen.

Die Methode im Überblick

Achtsamkeit lässt sich sehr flexibel einsetzen. Im Grunde eignet sich jede Situation, um seine Erfahrungen urteilsfrei, offen und wach zu beobachten. Beispielsweise können Sie Ihre Achtsamkeit darauf lenken, wie viele Entscheidungsmöglichkeiten Sie letztlich haben, wenn Sie auswärts essen:

- Wo essen Sie? Was für ein Lokal wählen Sie aus? Entspricht diese Wahl dem, was Sie im Moment brauchen? Gibt es möglicherweise noch eine Alternative zur Kantine?
- Mit wem essen Sie? Haben Sie eine Wahl? Entspricht diese Wahl Ihren Bedürfnissen?
- Was bestellen Sie sich zum Essen? Sind Sie sich dessen bewusst, dass die Wahl Ihres Gerichts auch Ihre Stimmung beeinflusst? Beobachten Sie sich, bevor Sie wählen, ohne Ihre Entscheidung jedoch zu bewerten.
- Lassen Sie sich davon beeinflussen, was Ihre Tischnachbarn zum Essen aussuchen, oder sind Sie unabhängig davon?
- Können Sie zu einer harmonischen Stimmung am Tisch beitragen? Indem Sie nicht auf Streitereien oder Debatten eingehen, tragen Sie zu einer ruhigen, »giftfreien« Atmosphäre bei.
- Versuchen Sie, 50 Prozent Ihrer Achtsamkeit auf Ihre Gesellschaft und 50 Prozent auf Ihre Speisen zu lenken. Auf diese Weise können Sie der Situation gerecht werden und dabei wach und achtsam bleiben.
- Können Sie Ihr Essen auch in Gesellschaft genießen? Gelingt es Ihnen, langsam zu essen und Ihre Speisen intensiv zu schmecken?

19. Vegan: Verzichten Sie eine Woche lang auf Fleisch, Fisch und Milchprodukte

Achtsamkeit bietet keine Patentlösungen an. Wenn Sie hoffen, in diesem Buch zu erfahren, ob Sie mehr Sport treiben, weniger Schokolade essen oder Ihre Ernährung auf Rohkost umstellen sollen, werden Sie enttäuscht sein, denn das kann ich Ihnen auch nicht sagen. (Misstrauen Sie jedem, der Sie mit derart pauschalen Tipps abspeisen will!) Möchten Sie aber herausfinden, welche Ernährungsweise für Sie ganz persönlich sinnvoll ist und wie Sie sich vitaler und gesünder fühlen und dabei noch abnehmen können, ist Achtsamkeit genau das Richtige für Sie.

Ein einfaches Experiment, um seine Körperintelligenz zu wecken, bietet die Minus-1-Diät (Südwest Verlag), über die ich bereits zuvor berichtet habe. Über einen kurzen Zeitraum von einer Woche verzichten Sie dabei auf einzelne Nahrungsmittel und beobachten achtsam, was sich verändert.

In der folgenden Übung lade ich Sie dazu ein, einmal eine Woche lang strikt auf alle tierischen Produkte zu verzichten. Oft essen wir jahrzehntelang Nahrungsmittel, ohne uns je zu überlegen, ob sie uns überhaupt gut tun. In unseren Breiten gilt dies beispielsweise für Fleisch und Milchprodukte, für Nahrungsmittel, die in einigen Erdteilen fast nie auf dem Speiseplan stehen.

Wohlgemerkt: Es geht nicht darum, tierische Nahrung zu verteufeln oder Sie gar zum Veganer zu machen. Das folgende Experiment könnte Ihnen auch zeigen, dass diese Ernährungsweise nichts für Sie ist. Doch auch das genaue Gegenteil ist möglich – dass Sie sich nämlich rundum wohler fühlen und auch Ihr Gewicht reduzieren werden. Um das herauszufinden, müssen Sie allerdings Ihre Routine durchbrechen und es einfach ausprobieren.

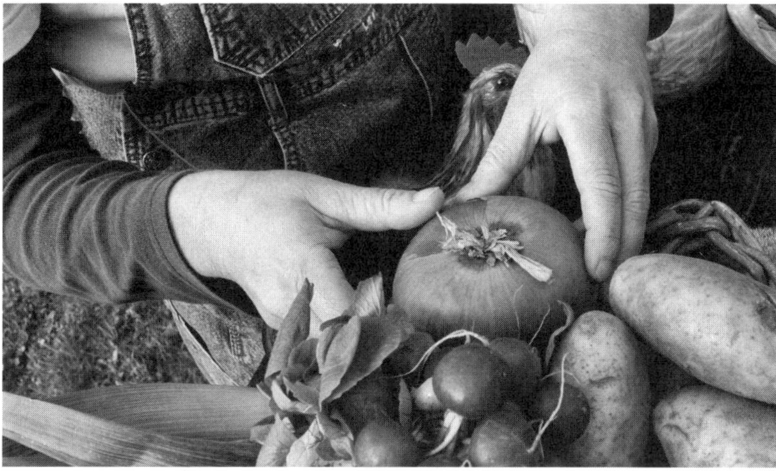

Die Methode im Überblick

1. Verzichten Sie eine Woche lang auf alle tierischen Produkte wie

- Fleisch, Wild, Wurstwaren, Aufschnitt, Innereien
- Geflügel und Geflügelprodukte
- Fisch, Muscheln, Meeresfrüchte, Fischsaucen usw.
- Milchprodukte wie Milch, Käse, Sahne, Joghurt, Kefir, Butter, aber auch Milchspeiseeis, Milchkaffee, Schokolade usw.

2. Beobachten Sie sich während dieser Woche sehr genau. Achten Sie auf körperliche Veränderungen, aber auch darauf, was Ihre Gefühle Ihnen sagen.

3. Treffen Sie eine Entscheidung, die im Einklang mit Ihren Erfahrungen steht. Zum Beispiel können Sie sich entschließen, wieder wie bisher zu essen, Ihren Fleischkonsum einzuschränken oder auch länger bei der veganen Ernährungsweise zu bleiben.

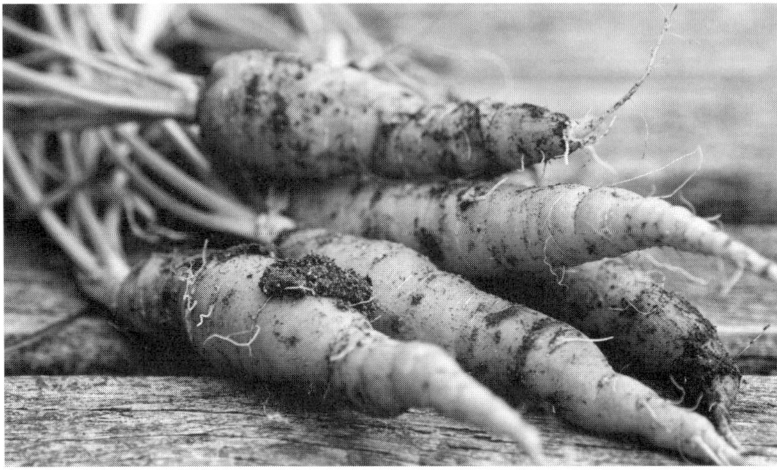

20. Alles zu viel? Warum weniger oft mehr ist

Wir leben in einer Überflussgesellschaft. Zumindest was materielle Dinge betrifft, so herrscht bei uns (theoretisch) kein Mangel. Ein Riesenangebot an Automodellen, Kosmetika, TV-Sendungen, Frauenzeitschriften oder Handytarifen stellen uns täglich vor die Wahl. Und das gilt auch für unsere Nahrungsmittel. Ein Überangebot an Nahrung verführt uns dazu, viel mehr zu essen, als wir wirklich brauchen. Aber wissen Sie was? Die Menge an Essen, die Sie täglich zu sich nehmen, ist letztlich nur eine Frage der Gewohnheit.

In vielen buddhistischen Klöstern wird nur zweimal am Tag gegessen. Dinner Cancelling empfiehlt im Grund genau das Gleiche: Auch hier wird auf das Abendessen verzichtet. Viele Völker der Erde leben mit sehr viel weniger Nahrung, als sie uns zur Verfügung steht, und das oft gesünder und zufriedener als wir. Natürlich geht es nun nicht darum, fortan nur noch mit einer Handvoll Reis auszukommen, doch Tatsache ist, dass wir oft zu viel essen. Daher sollten wir uns regelmäßig die Frage stellen: »Wie viel brauche ich eigentlich wirklich, um mich wohl zu fühlen?«

In der folgenden Übung geht es darum, die Achtsamkeit auf das »Wie viel« zu richten und herauszufinden, ob das, was Sie essen, auch wirklich dem entspricht, was Sie brauchen.

Die Methode im Überblick

Diese Übung können Sie vor allem vor dem Essen, aber auch noch während der Mahlzeiten anwenden.

- Fragen Sie sich bevor Sie Ihr Essen bestellen oder zubereiten: »Würde ich mich wohler fühlen, wenn ich weniger essen würde?«, »Kann ich die Menge reduzieren, indem ich achtsamer esse und meine Achtsamkeit ganz auf das Genießen lenke?«
- Wann immer Sie sehr große Mengen an Essen zu sich nehmen – also beispielsweise auch mitten in einem Fressanfall – sollten Sie sich die Frage stellen, ob es möglicherweise einen inneren Mangel gibt, den Sie durch Nahrung füllen wollen. Sie müssen dabei nichts verändern. Nehmen Sie nur achtsam wahr, was vor sich geht.
- Um wahrnehmen zu können, wie viel Sie wirklich brauchen, sollten Sie langsam essen und kleine Pausen einlegen. Ein einfacher Trick: Legen Sie das Besteck nach jedem Bissen ab, statt sich eine Gabel nach der anderen aufzuhäufen.
- Oft kann das, was mit natürlichem Hunger anfängt, sich schnell in Gier verwandeln. Dann essen wir weiter, obwohl unser Körper eigentlich schon satt wäre. Auch hier ist die Herausforderung, achtsam wahrzunehmen, an welchem Punkt sich unser Hunger in Gier verwandelt.

21. Es ist okay, so wie es ist

Achtsamkeit fordert uns dazu auf, das, was ist, voll und ganz anzunehmen. Auch in der Dialektisch-Behavorialen Therapie (DBT) ist das Prinzip der »radikalen Akzeptanz« eine wichtige Säule. Diesem Prinzip liegt die Erfahrung zugrunde, dass uns ein erhobener Zeigefinger nicht dabei hilft, Probleme in den Griff zu bekommen – geschweige denn dabei, uns wohler zu fühlen. Wenn wir auf Dauer etwas verändern wollen, müssen wir lernen, die jeweilige Situation erst einmal zu akzeptieren, wie sie ist – und das kann schwerer sein als es klingt, und es gelingt meist nur mit viel Übung.

Unter Essstörungen zu leiden und/oder Übergewicht zu haben, verursacht Stress. Und wenn wir uns in unserer Haut nicht wohlfühlen, erhöhen wir den Stress noch, indem wir Essen zu unserem Feind erklären. Wenn wir uns auf diese Art Kämpfe einlassen, wird die Stimme unseres inneren Kritikers mit der Zeit immer lauter. Oft fühlen wir uns dann nicht etwa deshalb unwohl, weil wir zu viel wiegen, sondern weil wir Schuldgefühle entwickeln, an uns selbst zweifeln oder uns ablehnen.

Die dauernde Angst zu versagen verursacht zusätzlichen Stress. Verhaltensstörungen können die Folge sein, beispielsweise der Zwang, eine Diät nach der anderen durchzuführen, nur noch bestimmte Nahrungsmittel zu essen oder ständig mit Kalorientabellen zum Einkaufen zu gehen. Auf diese Weise verlernen wir, wie es sich anfühlt, sein Essen zu genießen. Alle Methoden in diesem Buch zielen darauf ab, dass wir lernen, achtsamer zu sein. Der erste Schritt ist dabei immer, innezuhalten, zu beobachten und anzunehmen, was gerade in Ihnen lebendig ist.

Übergewicht kann zu einer Chance werden, einmal hinter den Spiegel zu schauen: Wie sprechen Sie innerlich mit sich selbst, wenn Sie mit sich oder Ihrer Ernährung unzufrieden sind? Wie urteilen Sie über Ihr Aussehen? Gibt es eine Tendenz, sich selbst zu verurteilen? Und können Sie die Stressmuster erkennen, die dadurch ausgelöst werden?

Mit dem einfachen Mantra »Es ist okay, so wie es ist« können Sie sich schnell von Stress befreien. Aber um es klar zu sagen: Radikale Akzeptanz heißt nicht, alles gut zu finden oder positiv zu denken. Es geht nicht darum, seine negativen Gefühle zu verdrängen oder die Opferperspektive einzunehmen und frustriert aufzugeben.

Der Wandel, der durch mehr Achtsamkeit vollzogen wird, ist stark und nachhaltig – und das nicht nur im Bereich der Ernährung, sondern darüber hinaus auch in allen anderen Lebensfeldern. Erwarten Sie jedoch nicht, dass jahrzehntelange Konditionierungen sich in ein oder zwei Wochen in Luft auflösen. Achtsamkeit braucht Zeit. Und die Vorstellung von einem inneren Schweinehund, den wir ständig überwinden müssen, ist hierbei nicht hilfreich. Lassen Sie den Hund in Gottes Namen schlafen. Hunde die schlafen, beißen nicht.

Geben Sie den inneren Kampf auf: Kämpfen Sie nicht länger gegen sich selbst und Ihre Lebensfreude an. Auch, wenn Sie nicht alles an sich wunderbar finden müssen – es ist trotzdem okay, so wie es ist. Die Veränderung wird kommen, und ob Sie es merken oder nicht – Sie sind schon mitten in diesem Prozess. Sehen Sie den Dingen ins Auge und versuchen Sie, auch unangenehme Gefühle zuzulassen, so wie sie im Moment sind. Indem Sie lernen, Ja zu Ihren »Fehlern« und »Schwächen« zu sagen, kommen Sie schneller und auch wesentlich entspannter ans Ziel.

Die Methode im Überblick

Das Gewicht, das die Waage zeigt, ist immer noch zu hoch?

Ihre Figur ist alles andere als bikinitauglich?

Sie haben gerade zu viel Schokolade gegessen oder waren im Fast-Food-Restaurant?

Sie haben wieder einmal gegen Ihre Vorsätze verstoßen?

Das ist okay. Das macht nichts. Das passiert jedem. Es ist, wie es ist – kein Grund, sich aufzuregen.

Ihre innere Stimme sagt Ihnen, dass Sie zu schwach, zu inkonsequent, zu dick oder zu verfressen sind?

Hören Sie der Stimme genau zu. Registrieren Sie Ihre inneren Dialoge. Und dann benutzen Sie freundlichere Worte, die Sie zu sich selbst sagen: »Jeder macht Fehler.«, »Achtsam zu sein heißt nicht, alles anders machen zu wollen.«, »Zu sehen, was ist, genügt vollkommen.«

Tauchen im Zusammenhang mit dem Essen negative Gefühle auf? Spüren Sie Frust, Ärger oder Verzweiflung? Oder sind Sie traurig, unzufrieden oder fühlen Sie sich einsam?

Das ist okay: Sie dürfen fühlen, was Sie fühlen – Sie müssen nichts ändern. Umarmen Sie Ihre Gedanken und Gefühle und vertrauen Sie darauf, dass Sie sich zur rechten Zeit auch wieder auflösen werden.

Können Sie beobachten, dass Sie sich innerlich beurteilen und verurteilen? Denken Sie beispielsweise: »Ich mache alles falsch …«, »Ich werde es nie schaffen …« oder »Wenn ich nicht abnehme, denken die anderen, dass ich wertlos bin«?

Werden Sie sich dieser Gedanken bewusst und dann: Lassen Sie sie los. Geben Sie dem inneren Kritiker keine weitere Nahrung, indem Sie die Gedanken weiterspinnen, sondern akzeptieren Sie, dass es diese Gedanken im Augenblick gibt – und dass sie wieder vergehen.

Zum Schluss noch ein Tipp für Fortgeschrittene: Wenn es Ihnen nicht gelingt, Negatives zu akzeptieren, dann akzeptieren Sie auch das …

22. Das Universum in der Orangenmarmelade

Einerseits heißt achtsam zu essen, dass wir lernen, bewusster und wacher zu genießen und unsere Denk- und Gefühlsmuster kennenlernen. Andererseits kann Achtsamkeit uns aber auch zeigen, wie sehr wir durch unsere Nahrung mit allem Leben um uns herum verbunden sind.

Was gab es denn heute bei Ihnen zum Frühstück? Bei mir gab es Joghurt mit Kiwistücken, eine Tasse Darjeeling-Tee und einen Toast mit Orangenmarmelade. Klingt nicht gerade aufregend, oder? Aber haben Sie schon mal darüber nachgedacht, was das bedeutet? Die Orangen in der Marmelade wuchsen vielleicht auf einer Plantage in Spanien, der Joghurt stammt aus einem Bauernhof in der Region. Die Kiwi wurde aus Neuseeland eingeflogen und der Tee im indischen Hochland geerntet.

Was immer Sie essen: Nichts davon wächst im Supermarkt. Unsere Nahrung kommt aus der ganzen Welt – und wie viele Hände waren nötig, um beispielsweise das erwähnte Frühstück zu ermöglichen: Wer hat die Orangen, den Tee oder die Kiwis geerntet? Wer hat sie verpackt, im Flugzeug geflogen, im Laster gefahren oder die Regale eingeräumt?

In unserer heutigen Zivilisation ist Einkaufen oft eine sterile Angelegenheit. Achtsamkeit heißt, dass wir uns wieder darüber bewusst werden, dass eine Scheibe Brot nichts Selbstverständliches ist. Damit wir sie essen können, sind Bauern, Mähmaschinen, Kornmühlen, Bäcker, Händler und Verkäufer nötig, um nur einige zu nennen. Achtsam zu sein, heißt, genau hinzusehen und geistig von der Oberfläche in die Tiefe zu tauchen. Je tiefer Sie tauchen, desto wahrscheinlicher werden Sie zwei häufige Nebenwirkungen der Achtsamkeit kennenlernen: Staunen und Dankbarkeit.

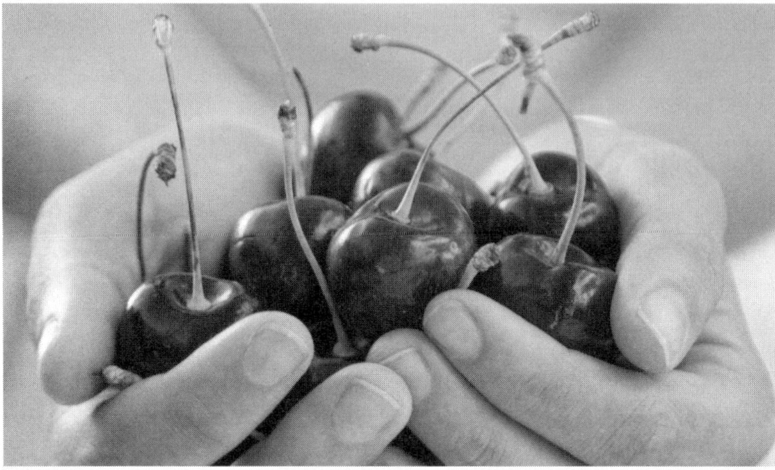

Die Methode im Überblick

Ob beim Einkaufen, beim Kochen oder beim Essen: Machen Sie sich immer wieder bewusst, dass jedes Nahrungsmittel, das Sie essen, ein kleines Wunder ist. Es verbindet Sie mit allem, was Sie umgibt.

- »Woher kommt mein Essen? Wo ist es gewachsen?« (Wenn Sie möchten, können Sie Linien auf einem imaginären Globus ziehen oder auch einmal auf dem echten Globus nachschauen, woher Ihr Kaffee stammt.)
- »Wie ist meine Nahrung gewachsen oder wie wurde sie hergestellt? Steht die Art und Weise, wie sie produziert wurde, mit meinen Werten im Einklang? Gäbe es bessere Alternativen?«
- »Wie viele Menschen haben dazu beigetragen, dass ich mein Essen auf den Tisch bekommen habe?«

Versuchen Sie nicht, diese Fragen analytisch anzugehen. Denken Sie nicht mit dem Kopf darüber nach, sondern mit dem Herzen. Verbinden Sie sich so mit der Fülle des Seins, die wir so oft aus den Augen verlieren.

23. Seien Sie kein braver Esser

Auch, wenn es einem manchmal nicht so vorkommen mag: Menschen verfügen über ein natürliches Sättigungssignal. »Hunger« schaltet den Essensvorgang ein und »Sättigung« schaltet ihn wieder aus. Das Problem ist nur, dass der Ausschalter oft nicht funktioniert.

Warum ist das so? Immerhin ist das bei Säuglingen anders: Niemand kann ein Baby, das satt ist, dazu bewegen, noch länger an seinem Fläschchen zu saugen. Doch leider ist Essen nicht nur eine Frage der natürlichen Steuerung, sondern auch unserer Konditionierungen.

Wie psychologische Studien zeigen, fällt es vielen Menschen schwer, mit dem Essen aufzuhören, »nur« weil sie satt sind. Auch, wenn die Portionen noch so groß sind: Es wird brav weitergegessen – so lange, bis der Teller leer ist. Der Grund dafür liegt oft in der Kindheit. Viele Eltern nötigen ihre Kinder, »schön aufzuessen« – erst, wenn der Teller leer ist, dürfen sie vom Tisch aufstehen. Von Kindheit an trainieren wir auf diese Weise, natürliche Sättigungssignale zu überhören. Damit nicht genug, wird uns auch noch vorgegaukelt, dass wir hungernde Kinder in Afrika dadurch retten könnten, dass wir essen bis wir platzen. Doch die globalen Zusammenhänge sind viel komplizierter, und das Einzige, was wir bewirken, wenn wir unser Essen bis zum letzten Bissen aufessen, sind Übergewicht und Verdauungsprobleme.

Im Sinne der Achtsamkeit wäre es sinnvoll, die alte höfische Etikette des Anstandsrests wieder einzuführen. Doch auch ohne Knigge lässt sich das Muster, seinen Teller »brav« leer zu essen, durchbrechen.

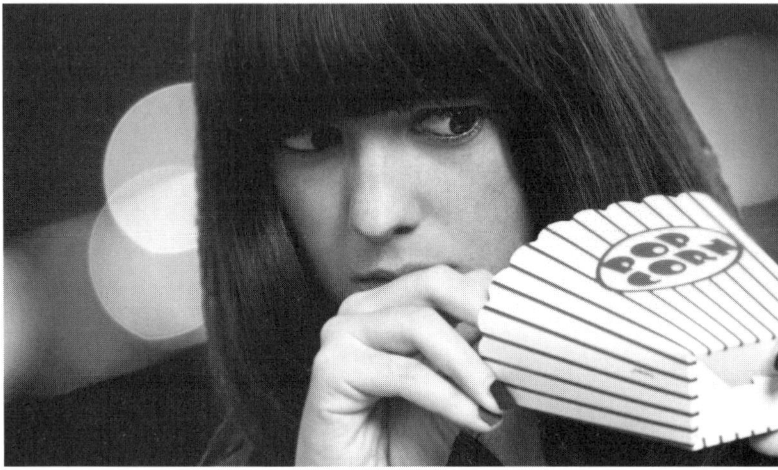

Die Methode im Überblick

- Finden Sie heraus, welche Situationen Sie dazu verführen, über die Sättigung hinaus zu essen. Haben Sie vor allem im Restaurant das Gefühl, aufessen zu müssen, da Sie schließlich für Ihr Essen bezahlt haben? Oder sind es eher Einladungen, wo Sie den Gastgeber nicht kränken wollen? Seien Sie achtsam – beobachten Sie sich selbst. Doch was auch immer Sie herausfinden mögen: Bewerten Sie es nicht.
- Experimentieren Sie möglichst oft mit dieser Übung – fast jede Hauptmahlzeit eignet sich dafür: Durchbrechen Sie die Gewohnheit, alles aufzuessen, ganz gezielt. Entscheiden Sie sich schon vor dem Essen, den Teller nicht erst beim letzten Bissen wegzustellen. Lassen Sie einen kleinen Anstandsrest zurück.
- Beobachten Sie, was diese Technik in Ihnen auslöst. Spüren Sie einen Impuls weiterzuessen, oder fällt es Ihnen leicht, einen kleinen Rest übrig zu lassen? Spüren Sie Widerstände? Und wie fühlen Sie sich eine halbe Stunde nach dem Essen? Achten Sie auf alle Signale, die Ihr Körper Ihnen sendet.

24. Die Schokoladen-Meditation

Die Schokoladen-Meditation ist eine »Genussvariante« der Rosinenübung, die Teilnehmer von MBSR-Kursen zur Stressbewältigung bereits in der ersten Stunde kennenlernen. Die Rosinenübung wird für viele Menschen zu einem Schlüsselerlebnis, wenn sie bemerken, dass selbst etwas so einfaches wie eine Rosine eine ungeahnte Fülle an sinnlichen Erfahrungen ermöglicht.

Auch bei der Schokoladen-Meditation geht es darum, zu lernen, wie man achtsamer isst. Im Gegensatz zur Rosinenübung fällt diese Übung vielen leichter, da der Genussfaktor größer ist. Andererseits birgt diese Methode andere Schwierigkeiten: In Anbetracht einer so »verbotenen« Substanz wie Schokolade, entwickeln Menschen mit Gewichtsproblemen oft Widerstände oder Gewissensbisse. Doch Schokolade ist einfach nur Schokolade. Unsere Wertungen dazu stehen auf einem anderen Blatt, nur ist es wichtig, uns ihrer bewusst zu werden.

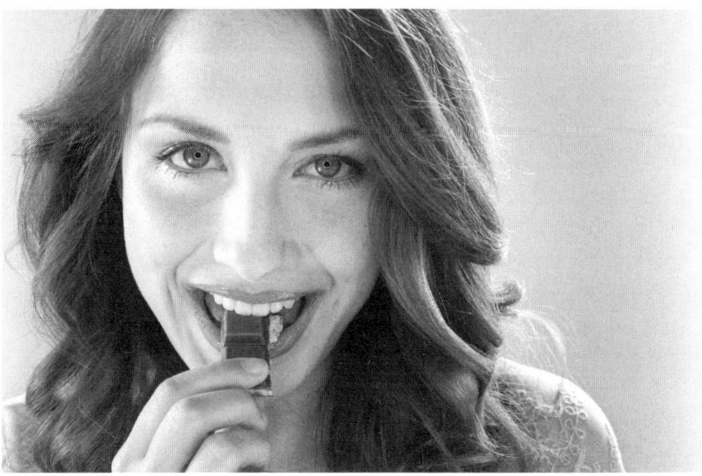

Die Methode im Überblick

Für die Übung brauchen Sie nur ein kleines Stückchen Schokolade. Besorgen Sie sich möglichst eine Sorte, die Sie noch nicht kennen, zum Beispiel eine Orangen- oder Ingwerschokolade, eine besonders dunkle Sorte oder eine belgische Schokoladenspezialität.

- Brechen Sie ein kleines Stück ab und legen Sie es auf einen kleinen Teller. Stellen Sie den Teller vor sich auf den Tisch.
- Schauen Sie die Schokolade zunächst genau an. Betrachten Sie die Farbe, die Form, die Rillen und Schattierungen. Registrieren Sie alles ganz genau.
- Nehmen Sie nun den Teller in die Hand und schnuppern Sie an der Schokolade. Atmen Sie das Aroma tief ein. Schokolade enthält mehrere Hundert Inhaltsstoffe und Aromen. Versuchen Sie, möglichst viel mit Ihrem Geruchssinn zu erfassen. Achten Sie aber auch auf Ihre Gefühle: Tauchen angenehme Erinnerungen auf? Fühlen Sie sich wohl? Oder haben Sie Schuldgefühle?
- Legen Sie das Schokoladenstück jetzt auf Ihre Zunge. Achten Sie genau auf den Geschmack, während die Schokolade langsam auf Ihrer Zunge zergeht. Beobachten Sie, ob es Ablenkungen gibt. Sind Sie mit den Gedanken woanders? Lenken Geräusche oder Körperempfindungen Sie ab? Ganz gleich, was es ist: Nehmen Sie es kurz wahr, und kehren Sie mit der Achtsamkeit dann wieder zur Erfahrung des Schmeckens zurück.
- Wann kommt der Impuls, die Schokolade zu schlucken? Beobachten Sie den Impuls und verfolgen Sie den Weg der Schokolade vom Mund in den Magen so aufmerksam wie möglich.
- Wie fühlen Sie sich nach der Übung? Haben Sie den Wunsch, das Ganze noch einmal zu wiederholen? Nur zu – aber essen Sie nicht gleich die ganze Tafel, denn das ist natürlich nicht Ziel der Übung.

25. Die Sitzmeditation

Vielleicht werden Sie sich wundern, die folgende Methode in einem Buch über achtsames Abnehmen zu finden, denn auf den ersten Blick hat diese Technik nichts mit dem Thema Essen zu tun. Es geht um die Sitzmeditation oder die Achtsamkeitsmeditation. Tatsächlich kann diese Meditation jedoch sehr dabei helfen, achtsamer essen zu lernen. Wenn es nur zwei Übungen gäbe, die ich Ihnen mit auf den Weg geben könnte, dann würde ich Ihnen neben der Methode Nummer 1 (»Achtsam essen – mit allen Sinnen«) genau diese Übung hier empfehlen.

Das achtsame Sitzen oder die Sitzmeditation ist das Herzstück sämtlicher Methoden, die mit Achtsamkeit arbeiten. Sie gilt als die grundlegende formelle Übung und wird in der einen oder anderen Form schon seit Jahrtausenden von buddhistischen Mönchen angewendet. Es gibt viele verschiedene Varianten der Sitzmeditation, und ich werde Ihnen eine der einfachsten vorstellen. Die Übung wird in Kursen zur Stressbewältigung gelehrt, sie kann Ihnen aber auch konkret dabei helfen, mehr Achtsamkeit beim Essen zu entwickeln:

- Bei der Sitzmeditation üben Sie genau jene Fähigkeiten ein, die Sie auch beim Essen einsetzen können, um sich zu sammeln und Ihren Geist auf eine einzige Sache auszurichten.
- Durch regelmäßiges Üben der Meditation lernen Sie, jederzeit Kontakt zu Ihrem Atem und Ihrem Körper aufzunehmen. Auf diese Weise können Sie gerade auch beim Essen den Autopiloten ausschalten und im Hier und Jetzt ankommen.
- Sie lernen, freundlicher und liebevoller mit sich selbst umzugehen und sich selbst zu akzeptieren, ganz gleich, ob Sie zu viel essen, zu viel wiegen oder Essen vielleicht häufig als Ersatz benutzen. Das hilft Ihnen, die inneren Kämpfe rund um das Thema Essen einzustellen, was der erste Schritt zu mehr Achtsamkeit ist.
- Durch die Übung verbessert sich Ihre Konzentrationsfähigkeit und Sie entwickeln Ruhe und Gelassenheit. Genau diese Qualitäten brauchen Sie, um der Stress- und damit auch manch einer Essfalle zu entkommen.

- In der Meditation lernen Sie mit der Zeit, dass es noch andere Möglichkeiten gibt, sich zu nähren als durch Schokolade oder Pommes. Die Fülle, die Sie in der Stille erfahren, ist unabhängig von äußeren Faktoren. Und irgendwann werden Sie erkennen, dass jeder einzelne Atemzug Sie nährt und dass es oft sehr wenig braucht, um satt zu werden.

Wenn Sie Meditation praktizieren wollen, ist es wichtig, dass Sie regelmäßig, und zwar am besten täglich, üben. Eine gute Zeit ist der frühe Morgen nach dem Aufstehen, aber natürlich können Sie ebenso gut abends meditieren.

Nehmen Sie sich anfangs zehn Minuten Zeit. Stellen Sie sich einen Countdown oder Ihren Handytimer und halten Sie durch. Brechen Sie nicht ab, bevor die zehn Minuten vorbei sind. Mit der Zeit können Sie dann auch länger sitzen – erst 15, dann 20 Minuten.

Ganz gleich, ob Sie auf einem Stuhl, einem Meditationsbänkchen oder auf dem Boden auf einem Sitzkissen sitzen – wichtig ist, dass Sie sich nicht anlehnen, dass Ihr Rücken aufrecht ist und dass Sie möglichst entspannt sitzen.

Eine gesprochene Anleitung zur Sitzmeditation können Sie sich kostenlos auf unserer Homepage http://www.long-schweppe.de/IfAE/IfAE/Home.html herunterladen. Hier folgt eine kurze Einführung:

Die Methode im Überblick

1. Sorgen Sie dafür, dass Sie ungestört sind. Setzen Sie sich aufrecht, aber trotzdem entspannt hin und legen Sie die Hände auf den Oberschenkeln ab oder verschränken Sie sie im Schoß.
2. Achten Sie darauf, dass Schultern und Gesicht entspannt sind. Schließen Sie die Augen. Lenken Sie Ihre Achtsamkeit nun zunächst auf Ihren Körper: Spüren Sie, wo Ihre Beine oder Füße den Boden berühren. Spüren Sie die Kontaktpunkte zwischen Gesäß und Stuhl oder Kissen und spüren Sie, wie die Füße oder Knie den Boden berühren. Werden Sie sich der Tatsache bewusst, dass Sie einen Körper haben. »Scannen« Sie Ihren Körper innerlich kurz durch: Spüren Sie die Füße und Beine – das Gesäß und das Becken – den Rücken, den Nacken und die Schultern – Bauch und Brust – die Hände und Arme – und

zuletzt den Kopf. Spüren Sie Ihren Körper als Ganzes und achten Sie darauf, ob Sie Körperempfindungen wie Jucken, Kribbeln, Wärme, Schmerzen oder andere Reize wahrnehmen können. Verändern Sie jedoch nichts – schauen Sie nur zu, was ist.

3. Richten Sie Ihre Aufmerksamkeit dann auf Ihren Atem. Spüren Sie die sanfte Bewegung im Bauch – das Heben und Senken der Bauchdecke beim Ein- und Ausatmen. Folgen Sie dieser natürlichen Wellenbewegung ganz entspannt. Ganz gleich, ob Ihr Atem flach oder tief, kurz oder lang, schnell oder langsam ist – so wie er im Augenblick ist, ist es vollkommen in Ordnung.

4. Immer, wenn Sie von Gedanken, Gefühlen, Geräuschen oder Körperempfindungen abgelenkt werden, nehmen Sie das einfach entspannt zur Kenntnis. Bemerken Sie, dass es ein Geräusch, ein angenehmes oder unangenehmes Gefühl oder einen Gedanken an die Zukunft oder Vergangenheit gibt, oder was es auch sei – und dann lenken Sie Ihre Achtsamkeit einfach wieder auf Ihre Atembewegung zurück. Wiederholen Sie das immer wieder – sanft aber beharrlich. Beobachten Sie alles, was in das Feld Ihrer Achtsamkeit tritt, und kehren Sie dann wieder zum Atem zurück.

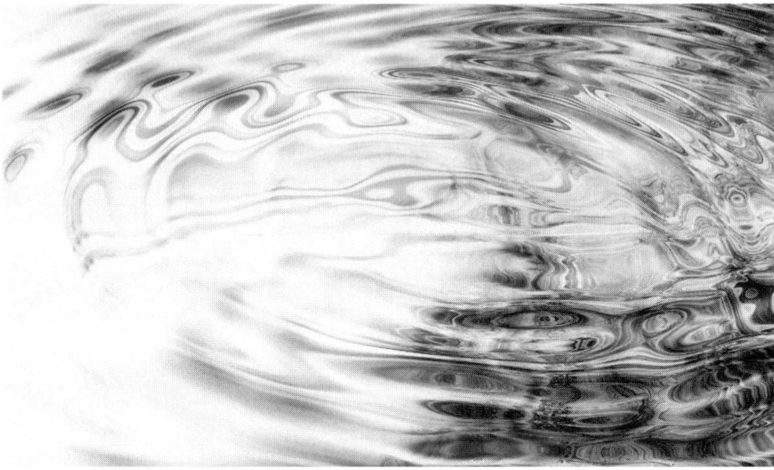

26. Lenken Sie Ihre Achtsamkeit beim Essen auf Ihre Gedanken

Übergewicht ist viel öfter ein Kopfproblem als ein körperliches Problem. Wer zu viel wiegt, dessen Gedanken kreisen ständig um das Thema Essen. Und oft stehen unsere Gedanken unserer natürlichen Lust im Weg und verhindern es, dass wir die Signale wahrnehmen, die uns unser Körper sendet. Dann fällt es schwer, ein intuitives Gespür dafür zu entwickeln, was uns gut tut. Stattdessen bestimmen die Konzepte in unserem Kopf, wie wir uns zu ernähren haben.

Unsere Gedanken können viel Stress erzeugen, wenn wir beginnen, uns selbst zu bewerten und unser Verhalten zu verurteilen. Bei der folgenden Übung geht es darum, zu beobachten, was in unserem Denken passiert. Achtsam zu sein heißt jedoch nicht, unsere Gedanken zu bewerten. Gedanken kommen und gehen. Auch, wenn es negative Gedanken sind, sind sie doch nicht unsere Feinde, sondern lediglich ein Teil der Achtsamkeit. Wenn wir das Unbewusste bewusst machen, verlieren alte Muster sehr schnell ihren Einfluss auf unser Verhalten und unsere Ernährung.

Die Methode im Überblick

Am besten wenden Sie die Methode an, wenn Sie beim Essen ungestört sind: Um klarer erkennen zu können, was in Ihrem Geist vor sich geht, sollten Sie Ihre Gedanken in drei Kategorien einteilen.

1. Neutrale Gedanken: Diese Gedanken hängen nicht mit dem Essen zusammen. Dazu gehören Tagträume, Pläne, Gedanken über andere Menschen, die Arbeit, die Vergangenheit, innere Dialoge usw. Wann immer Sie sie erkennen, legen Sie sie innerlich in der Schublade »neutrale Gedanken« ab.

2. Bewertungen: Bewertungen beeinflussen unser Essverhalten oft stark. Sie können sich auf das Essen oder auf uns selbst beziehen und lauten etwa »Das darf ich nicht essen«, »Ich bin zu dick«, »Das ist ungesund«, »Salat wäre jetzt besser«, »Wenn ich dieses Dessert esse, muss ich dafür auf mein Abendessen verzichten«, »Ich esse schon wieder viel zu schnell« usw. Sollten Sie diese Gedanken bemerken, legen Sie sie in der Schublade »Bewertungen« ab.

3. Glaubenssätze und extreme Denkmuster. Diese Gedanken folgen einem Schwarz-Weiß-Muster – sie verzerren die Wirklichkeit und machen uns unfrei. Sie lauten zum Beispiel »Nur wer schlank ist, ist attraktiv«, »Alle lachen mich aus«, »Wer Übergewicht hat, ist willensschwach«, »Wenn ich abnehmen würde, dann wäre ich glücklich/erfolgreich«. Wann immer Sie diese Art von Gedanken erkennen, stecken Sie sie innerlich in die Schublade »Glaubenssätze« und beobachten Sie, wie sie sich auf Ihre Stimmung auswirken.

27. Nur ein Tropfen

Weinkenner haben einen erstaunlichen Geschmackssinn. Sie können anhand des Geschmacks nicht nur die Sorte, sondern auch Anbaugebiet und sogar Jahrgang eines Weines herausschmecken. Ist das Talent oder Training? Sicher spielt beides eine Rolle, doch ganz bestimmt sollten wir die Rolle regelmäßigen Trainings nicht unterschätzen.

Natürlich gibt es Menschen, die schon als Kinder feinste Geschmacksnuancen unterscheiden können, während andere noch nicht einmal den Unterschied zwischen Pfefferminz- und Salbeitee schmecken, wenn sie im Lokal einen Kräutertee bestellen. Doch ganz egal, ob Sie über einen »guten oder schlechten Geschmack« verfügen: Unser Geschmacks- und Geruchssinn können trainiert und immer weiter verfeinert werden.

Doch warum ist das überhaupt wichtig? Aus mehreren Gründen:

- Wenn wir sinnlich – also unter Einbeziehung all unserer Sinne – leben, leben wir intensiver. Und intensiv zu leben ist einfach erfüllender.
- Beim achtsamen Essen ist der Geschmackssinn eine wichtige Orientierungshilfe. Durch ihn können wir herausfinden, was uns gut tut und welche Nahrungsmittel nicht so gut zu uns passen.
- Je intensiver wir schmecken, desto mehr genießen wir und desto weniger Nahrung benötigen wir.
- Ein gut entwickelter Geschmackssinn hilft uns, von Quantität auf Qualität und von Fast Food auf Slow Food umzuschalten.

»Seinen Geschmackssinn trainieren« – das klingt erst einmal anstrengend. Doch im Gegensatz zu körperlichem Training ist dieses Training mit sehr viel Genuss verbunden und macht Spaß. Und je öfter wir das praktizieren, desto feiner werden wir wahrnehmen können und desto interessanter wird das Ganze. Allerdings ist es eine lebenslange Aufgabe, seine Sinne oder eben auch seinen Geschmackssinn zu entwickeln. Daher brauchen wir eine Palette an Möglichkeiten, um unsere Achtsamkeit immer wieder aufs Neue auf das Schmecken und das Riechen richten zu können. Im Folgenden finden Sie dazu einige Anregungen.

Die Methode im Überblick

- Lassen Sie Ihren Geschmackssinn nicht einschlafen. Bieten Sie ihm regelmäßig neue Erlebnisse. Eine gute Methode besteht darin, Ihren Speiseplan immer wieder einmal zu ändern. Probieren Sie auch exotische, asiatische oder südländische Spezialitäten aus, oder lesen Sie sich noch einmal die Methode Nummer 13 »Öfter mal was Neues« durch.
- Stellen Sie sich vor, Sie müssten einen Beitrag für eine Feinschmecker-Zeitschrift schreiben. Welche Worte können Sie benutzen, um Geschmacksrichtungen zu beschreiben? Jenseits von süß, salzig, bitter, sauer oder scharf gibt es noch unendlich viele andere Begriffe, um Geschmack zu beschreiben. So können Speisen zum Beispiel auch frisch, fruchtig, erdig, herb, leicht, schwer, pikant, prickelnd, herzhaft, saftig usw. schmecken.
- Wählen Sie vier verschiedene Fruchtsorten aus, schneiden Sie sie in mundgerechte Stücke und legen Sie sie auf einen großen Teller. Schließen Sie die Augen und greifen Sie blind nach einem Stück. Schnuppern Sie zuerst daran, stecken Sie es dann in den Mund, kauen Sie langsam und lenken Sie Ihre Achtsamkeit ganz auf das Aroma und alle Nuancen der Frucht. Führen Sie das auch mit den anderen Stücken aus, und achten Sie auf die Unterschiede. Welche war süßer oder saurer, worin ähnelt oder unterscheidet sich ihr Geschmack? Gibt es Aromen, die besonders typisch für bestimmte Sorten sind?
- Suchen Sie sich fünf Gewürzsorten (oder Kräuter) aus Ihrer Küche aus. Schließen Sie die Augen und schnuppern Sie an den Gewürzen. Versuchen Sie, sie nur an ihrem Duft zu erkennen.
- Wenn Ihnen die vorige Übung gut gelingt, dann erhöhen Sie auf zehn Gewürze (oder Kräuter).
- Schulen Sie Ihr Geschmackserinnerungsvermögen. Können Sie sich an den Duft von Lavendel erinnern? Können Sie Pfefferminze innerlich riechen? Und was ist mit dem Aroma von Kaffee – können Sie es sich vorstellen?
- Kaufen Sie sich drei bis vier verschiedene Apfelsorten. Schneiden Sie die Äpfel in kleine Stücke, legen Sie sie auf einen Teller und

versuchen Sie mit geschlossenen Augen herauszufinden, was für eine Sorte Sie jeweils im Mund haben. Versuchen Sie, den Geschmack so genau wie möglich zu beschreiben.

- Wann immer Sie zum Essen eingeladen sind oder auswärts essen, können Sie versuchen, die Zutaten Ihrer Mahlzeit herauszuschmecken.
- Kennen Sie die Übung »Nur einen Tropfen«? Sie ist ganz einfach. Füllen Sie vier Gläser (0,2 Liter) mit Wasser. In ein Glas geben Sie einen Tropfen Zitronensaft, in das zweite einen Tropfen Sojasauce, in das dritte einen Tropfen Tabasco und in das vierte einen Tropfen Ahornsirup. Rühren Sie kurz um, vertauschen Sie die Gläser und versuchen Sie mit geschlossenen Augen herauszufinden, an welchem Glas Sie gerade nippen. Behalten Sie das aromatisierte Wasser dabei eine Weile im Mund.

Zu einfach? Dann probieren Sie das Ganze doch mit 0,5-Liter-Gläsern aus. Natürlich können Sie auch einen Tropfen Rotwein, Kaffee, Holundersirup oder Kräuterlikör verwenden. Und wenn Sie möchten, dann laden Sie doch ein Paar Freunde ein und machen Sie ein sinnliches Ratespiel aus der »Nur-einen-Tropfen-Methode«.

28. Essen im Schweigen

Man könnte ja meinen, dass Essen im Schweigen nur etwas für Fische ist. Oder für buddhistische Mönche, die ihre Mahlzeiten ebenfalls im Schweigen einnehmen. Doch im Gegensatz zu Fischen könnten Mönche beim Essen durchaus reden. Warum tun sie es trotzdem nicht?

Das Essen in der Stille wird in vielen religiösen Kulturen gepflegt. Das liegt unter anderem daran, dass innere Einkehr sehr viel leichter fällt, wenn nicht ständig geredet wird. Schweigen bietet uns zudem eine gute Möglichkeit, unsere Energien zu sammeln. Gerade das »Essen ohne Worte« kann zu einer wichtigen Erfahrung werden, denn

- wir essen oft oberflächlich und unachtsam und vergessen dabei, dass Essen eigentlich eine sehr intime Handlung ist. Mit jeder Mahlzeit nehmen wir Nahrung von außen auf, verleiben sie uns ein und verwandeln sie in etwas Inneres – zum Beispiel in Energie, Körperzellen, Gefühle oder Gedanken.
- wenn wir beim Essen nicht nebenbei reden, sind wir nicht so abgelenkt und können uns besser auf den Geschmack und das Aroma unserer Speisen konzentrieren und mehr genießen. So kann Essen zu einer Meditation werden, die uns Ruhe und Erholung schenkt.
- wer bewusster und achtsamer isst, der isst auch weniger. Daher kann das Essen im Schweigen dazu beitragen, Übergewicht zu reduzieren.

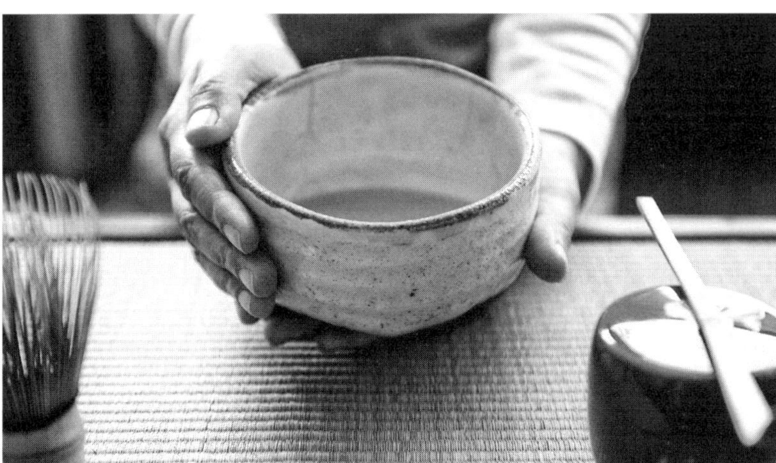

Die Methode im Überblick

Sicher leben Sie nicht im Kloster, wo regelmäßig Schweigeexerzitien durchgeführt werden. Dennoch ist es Ihnen wahrscheinlich möglich, hier und da eine Mahlzeit in der Stille zu genießen. Dabei gibt es zwei Möglichkeiten:

1. Üben Sie alleine. Das geht meist am besten zu Hause »im stillen Kämmerlein.« Suchen Sie sich eine ruhige Ecke, schalten Sie Störquellen wie den Fernseher oder das Handy aus und üben Sie achtsames Essen (siehe Methode 1). Natürlich können Sie auch in einem ruhigen Café oder Restaurant schweigend essen, sofern Sie ohne Begleitung unterwegs sind.

2. Die andere Möglichkeit besteht darin, Ihren Partner oder eine Freundin zu fragen, ob er/sie nicht Lust auf ein kleines Experiment hätte. Wie wäre es, einmal gemeinsam zu essen, ohne zu sprechen? Natürlich sollten Sie Ihrem Partner ein paar Dinge über achtsames Essen erzählen und erklären, worum es geht. Wie geht es Ihnen und wie Ihrem Partner, wenn Sie Ihre Achtsamkeit auf das Essen lenken, ohne dabei zu reden. Bewerten Sie die Situation oder tauchen Gedanken und Gefühle auf? Können Sie sich auch ohne Worte verbunden fühlen oder fällt Ihnen das schwerer? Oder vielleicht leichter?

Tauschen Sie sich anschließend darüber aus.

29. Jenseits von Gut und Böse – was heißt schon gesund?

Gesundheit ist nicht nur ein kostbares Gut, sondern auch eines, mit dem man viel Geld verdienen kann. Ob Frauenzeitschriften, Online-Magazine oder TV-Beiträge – kaum ein Experte lässt die Gelegenheit aus, sich mit neuen Patentrezepten zu Wort zu melden, wenn es um gesunde Ernährung geht. Aber was heißt das überhaupt, »gesund«? Pauschal lässt sich das kaum beantworten, denn was für den einen Gift ist, ist für den anderen Medizin.

Die wissenschaftlichen Erkenntnisse zur richtigen Ernährung wechseln ständig. Nachdem Fleisch einstmals als Nonplusultra der gesunden Ernährung galt, folgte die Blütezeit von Korn, Müsli und Vollkornbrot. Inzwischen sind Kohlenhydrate in Verruf geraten, und der Trend geht wieder zu Fleisch, Eiern und Eiweißreichem.

Vielleicht gehören Sie auch zu den Menschen, die sich ständig Gedanken zur richtigen Ernährung machen. Doch was glauben Sie: Ist Low-Carb besser als Low-Fat? Machen Eier und Fleisch dick? Kriegt man von Schokolade Pickel? Ist Kaffee schlecht für den Magen oder schützt er eher vor Alzheimer? Ist die Cholesterinlüge wirklich eine Lüge? Ist Alkohol Gift oder verlängert Rotwein im Gegenteil das Leben? Sie sind sich nicht sicher? Halb so wild – die Wissenschaftler wissen es auch nicht.

Durch Achtsamkeit können Sie herausfinden, wie die ideale Ernährung für Sie aussieht. Statt auf andere zu hören, lernen Sie, Ihre Bedürfnisse wirklich wahrzunehmen und sich selbst zu vertrauen.

Werden Sie Ihr eigener Coach. Kleine Kinder wissen noch ganz genau, was sie brauchen. Auch Schwangere haben ein untrügliches Gefühl für das, was sie essen sollten. Doch Sie brauchen weder schwanger zu sein noch saure Gurken zu essen – Sie können auch so lernen, in sich hineinzuhorchen und Ihren Instinkten zu vertrauen.

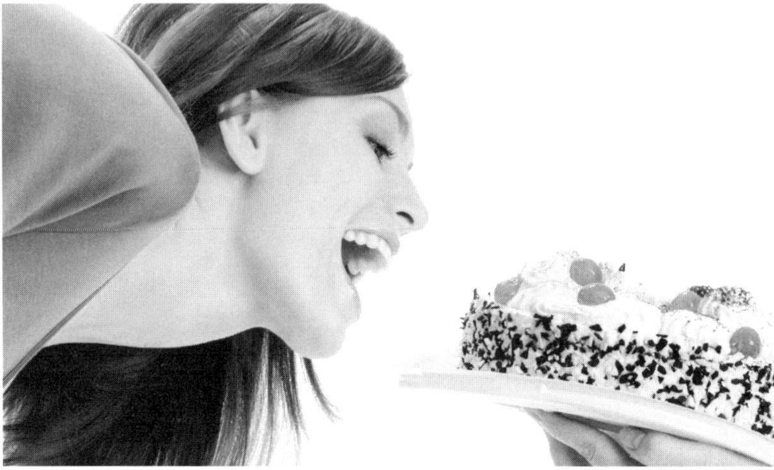

Die Methode im Überblick

Diese Übung ist ganz einfach: Sie dürfen ALLES essen. Was immer Sie wollen.

- Wenn Sie merken, dass Sie Nahrungsmittel in gut und schlecht, richtig und falsch einteilen, so nehmen Sie das einfach achtsam wahr. Ebenso, wenn Sie über Vitamine, Kalorien usw. nachdenken.
- Beobachten Sie Ihre Gefühle. Wie beeinflussen Ihre Wertungen über bestimmte Nahrungsmittel Ihre Stimmungen beim Essen?
- Befreien Sie sich von einschränkenden Vorstellungen und machen Sie sich bewusst, dass Sie jederzeit die Wahl haben. Ihre einzige Aufgabe besteht darin, achtsam zu bleiben und sich zu fragen: »Habe ich Lust, das zu essen?« und »Schmeckt mir das eigentlich?«
- Achten Sie beim Essen auf Ihren Körper und seine Botschaften.

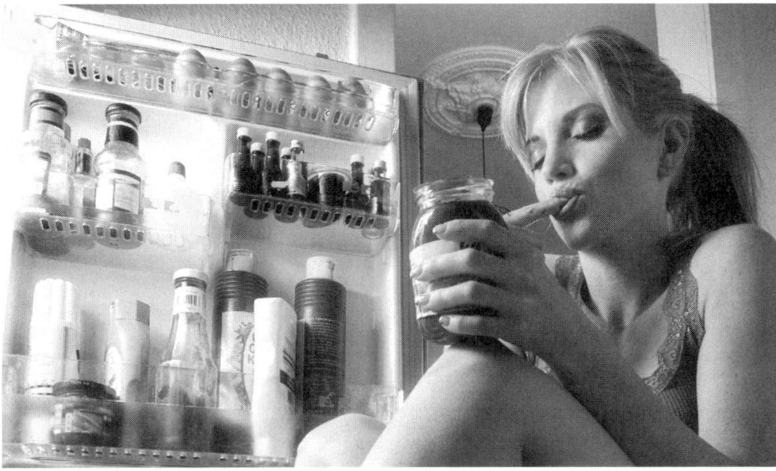

30. Vom achtsamen Umgang mit Fressanfällen

Jeder von uns erliegt wohl gelegentlich einem Heißhungeranfall. Wenn Sie sich jedoch regelmäßig dabei ertappen, Berge an Schokolade zu essen oder nachts vor dem Kühlschrank wahre Fressorgien veranstalten, leiden Sie wahrscheinlich unter »Binge Eating«. Dabei nimmt das unkontrollierbare Essen suchtartige Ausmaße an, die man in der Regel nur mit einer Therapie wieder in den Griff bekommt. Bei jedem Heißhungeranfall nehmen wir in kurzer Zeit extrem viele Kalorien auf – und das, ohne ein Hungergefühl zu haben.

Auch, wenn Heißhungerattacken sich unserer Kontrolle entziehen, gibt es doch immer Augenblicke, in denen wir uns bewusst werden, was gerade mit uns passiert. In diesen Momenten der Achtsamkeit können wir viel über uns lernen, vorausgesetzt, wir beobachten uns offen, mitfühlend und ohne uns zu verurteilen. Indem wir die Muster erkennen, die uns gefangen halten, lösen sich diese mit der Zeit von selbst auf.

Die Methode im Überblick

Kämpfen Sie nicht länger gegen Fressanfälle an. Akzeptieren Sie sie als das, »was ist« – weder »böse« noch »schlecht«, sondern eine von vielen Erfahrungen, um sich selbst zu erkennen.

Inmitten jedes Fressanfalls wird irgendwann der Moment kommen, wo Sie kurz aufwachen. Beobachten Sie genau: Wann tritt Achtsamkeit auf? Eher am Anfang oder später? Oder vielleicht, wenn alles schon vorbei ist? Wann immer es ist – nehmen Sie es wahr.

Woran bemerken Sie, dass Sie einen Essanfall haben? Daran, dass Sie zu viel essen? Zu schnell? Sich unwohl fühlen? Schuldgefühle haben? Schauen Sie genau hin: Was können Sie in diesem Moment wahrnehmen – im Körper, den Gefühlen oder Gedanken.

Nutzen Sie bewusste Momente, um Ihre Achtsamkeit kurz auf Ihren Atem zu lenken. Atmen Sie einmal tief und langsam durch. Dann geben Sie sich die Erlaubnis, weiterzuessen. »Es ist okay – wichtig ist nur, wach zu bleiben.« Oder geben Sie sich die Erlaubnis aufzuhören. Wie auch immer Sie sich entscheiden, es ist in Ordnung.

Auch nach der Heißhungerattacke haben Sie noch die Möglichkeit, Achtsamkeit zu üben. Fragen Sie sich, was der Auslöser war. Typische Auslöser sind etwa Langeweile, Stress oder negative Gefühle.

Spüren Sie jetzt nochmals in sich hinein: Wie fühlt sich Ihr Körper an? Was für Gefühle tauchen auf? Werten Sie nicht, sagen Sie innerlich nicht »Oh je«, sondern »Aha – so fühlt sich das also an«.

Bestrafen Sie sich nicht durch Fasten oder ähnlich radikale Maßnahmen. Steigen Sie auch nicht auf die Waage. Vertrauen Sie darauf, dass Veränderungen ganz von selbst stattfinden werden, wenn Sie aufwachen und achtsamer werden.

31. Satt oder übersättigt? Achten Sie nach dem Essen auf sich

Sie können Achtsamkeit im wahrsten Sinne des Wortes »rund ums Essen« anwenden: davor, währenddessen oder danach. Wenn Sie also die ersten beiden Züge verpasst haben und weder vor noch während des Essens in sich hineingespürt haben sollten, dann können Sie immer noch den letzten Zug nehmen: Beobachten Sie, wie es Ihnen NACH dem Essen geht. Genau darum geht es bei folgender Methode.

Jede Art von Nahrung wirkt sich auf uns auf. Zwar reagiert jeder Mensch sehr individuell auf Nahrungsmittel, und was dem einen gut tut ist für den anderen Gift. Prinzipiell gilt aber: Ob Sie ausschließlich Junkfood essen, ständig zu viele Kalorien zu sich nehmen und weder Obst, Gemüse oder Vollkornprodukte essen oder ob Sie sich im Gegensatz dazu leicht und vitalstoffreich ernähren – es macht einen Unterschied. Wenn Sie Achtsamkeit praktizieren, geht es jedoch nicht darum, »Fehler« aufzudecken oder gar Ernährungspläne aufzustellen. Wichtig ist lediglich, dass Sie zu spüren beginnen, wie sich Essen auf Sie auswirkt – auf Ihren Körper, Ihre Gefühle oder Ihre Energie.

Beobachten Sie sich immer wieder einmal nach dem Essen: Haben Sie nach dem Mittagessen nur noch den Wunsch, sich aufs Sofa fallen zu lassen? Sind Sie nach dem Frühstück voller Energie, oder fällt es Ihnen schwer, in den Tag zu starten? Natürlich gibt es mindestens 100 andere Gründe, warum wir morgens Startschwierigkeiten haben, doch ein zu schweres Frühstück ist einer davon – und wenigstens hier könnten wir es uns leichter machen.

Bei dieser Übung geht es darum, seine Erfahrungen genauer zu untersuchen und sie ernst zu nehmen. Nur so lassen sich alte Muster durchbrechen. Und wie Sie merken werden, ist es nie zu spät, achtsam zu sein – auch nicht nach dem Essen.

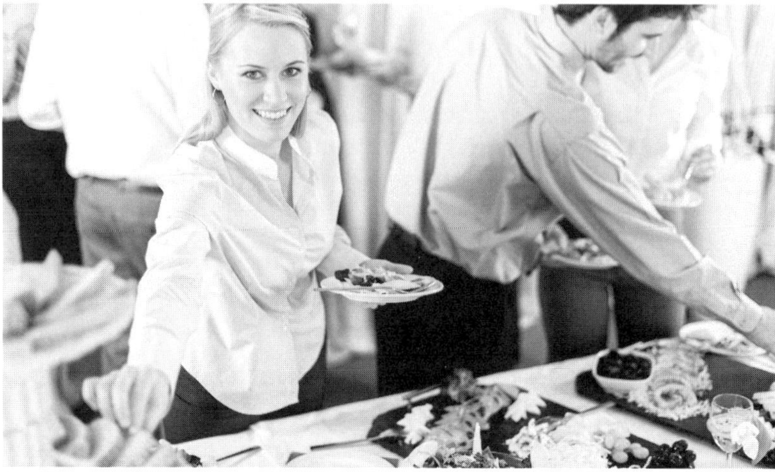

Die Methode im Überblick

Fragen Sie sich unmittelbar nach dem Essen:

- Wie fühle ich mich gerade? Bin ich müde und erschöpft oder voller Energie?
- Kann ich bestimmte Emotionen wahrnehmen, die direkt oder indirekt mit dem Essen zusammenhängen könnten? Tauchen Freude, Wohlbefinden und Zufriedenheit auf? Oder sind da eher Gefühle wie Ärger, Scham, Frust oder ein schlechtes Gewissen?
- Wie geht es meinem Körper? Fühle ich mich »unbeschwert« oder habe ich Beschwerden? Wie fühlt sich mein Bauch an? Treten Schmerzen, Spannungen, Übelkeit, Blähungen oder Kopfschmerzen auf?
- Bin ich satt oder doch eher übersättigt? Und wie fühlt sich das an, angenehm satt oder aber voll und pappsatt zu sein?

32. Noch nicht!

Aufgeschoben ist nicht aufgehoben … oder vielleicht doch? Aktuelle US-Studien mit Übergewichtigen deuten darauf hin, dass es fast unmöglich ist, durch den Einsatz von Selbstdisziplin abzunehmen. Beim Kampf mit dem inneren Schweinehund ziehen wir immer den Kürzeren. Mit einer Ausnahme: Immer dann, wenn wir nur wenig Disziplin einsetzen müssen, um uns davon abzuhalten, zu viel zu essen, fällt uns das ziemlich leicht. Und genau das können wir uns zunutze machen, indem wir unserer Lust auf Süßigkeiten, Pizza oder andere Kalorienbomben nicht sofort nachgeben, sondern den Genuss noch ein wenig aufschieben. »Ich werde … essen – aber noch nicht jetzt, sondern etwas später.«

Ebenso wie Achtsamkeit lässt sich auch Selbstdisziplin mit einem Muskel vergleichen. Durch das richtige Training können wir ihn stärken. Dabei gilt: weniger ist mehr. Ein kleiner Schritt ist leichter getan als ein großer. Doch mit jedem Mal, wo Sie der Versuchung auch nur kurzzeitig widerstehen und den Genuss der Süßigkeit oder einer Zwischenmahlzeit aufschieben, wächst Ihre Selbstdisziplin.

Immer, wenn Sie innerlich »Stopp – noch nicht!« sagen, erfahren Sie, dass Sie die Wahl haben. Niemand zwingt Sie, jedem Gier- oder Heißhungeranfall auf den Leim zu gehen. Bauen Sie eine kleine Bremse ein. Dadurch gewinnen Sie Zeit, achtsam zu erforschen, was gerade in Ihnen vorgeht. Welche Gedanken, Gefühle oder innere Bilder entfachen Ihre Lust zu essen?

Durch die einfache Formulierung »Noch nicht!« können Sie sich aus dem Autopilotmodus befreien. Sie verschaffen sich dadurch ein wenig Bedenkzeit. Und dabei können Sie eine interessante Beobachtung machen: Ebenso wie Gedanken oder Gefühle ist auch der Wunsch nach Essbarem meist ein sehr vorübergehender Zustand, der sich schon nach wenigen Minuten – ja oft sogar nach einigen Sekunden in Luft auflöst.

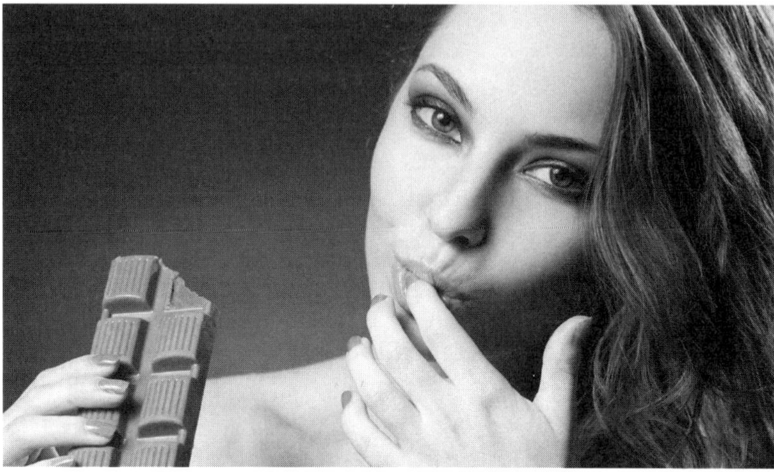

Die Methode im Überblick

1. Noch nicht!

Sie haben Lust auf Eis? Sie denken daran, sich beim Pizzaservice um die Ecke eine Salamipizza zu bestellen? Sie wissen, dass im Regal über Ihrer Spüle noch eine Schachtel Pralinen liegt und sind schon auf dem Weg zur Küche? Dann sagen Sie sich innerlich: »Noch nicht! Ich werde das etwas später essen.« Noch ein bisschen warten – das schaffen Sie.

2. Was passiert jetzt?

Lenken Sie Ihre Achtsamkeit nach innen. Was passiert, wenn Sie Ihrer Lust nicht sofort nachgeben? Verschwindet sie wieder? Und wie lange dauert das? Kommt die Versuchung zurück? Ist sie beim zweiten Mal schwächer?

33. Notizen im Hier und Jetzt

Schriftliche Aufzeichnungen unterstützen uns dabei, uns Dinge bewusst zu machen, die im Alltagstrubel für gewöhnlich auf der Strecke bleiben. Sie helfen uns, neue Einsichten zu gewinnen und beim Essen achtsamer zu sein.

Für die Methode, die Sie nun kennenlernen werden – die Notizen im Hier und Jetzt – brauchen Sie nicht viel: Ein kleines Notizbuch, das in Ihre Hosentasche passt und einen Stift. Im Gegensatz zum Achtsamkeitstagebuch geht es bei dieser Übung nicht darum, auf den Tag zurückzublicken: Die »Notizen im Hier und Jetzt« sind eher eine Art »Tagebuch-To-Go«. Richten Sie Ihre Aufmerksamkeit ganz auf den gegenwärtigen Moment.

Finden Sie heraus, welche Situationen, Emotionen oder Verhaltensmuster mitten im Alltag Ihnen Probleme machen oder zur Falle werden können. Es ist sinnvoll, die folgende Übung mindestens eine, besser aber zwei Wochen lang auszuprobieren. Später können Sie dann bei Bedarf immer wieder einmal auf diese Methode zurückkommen.

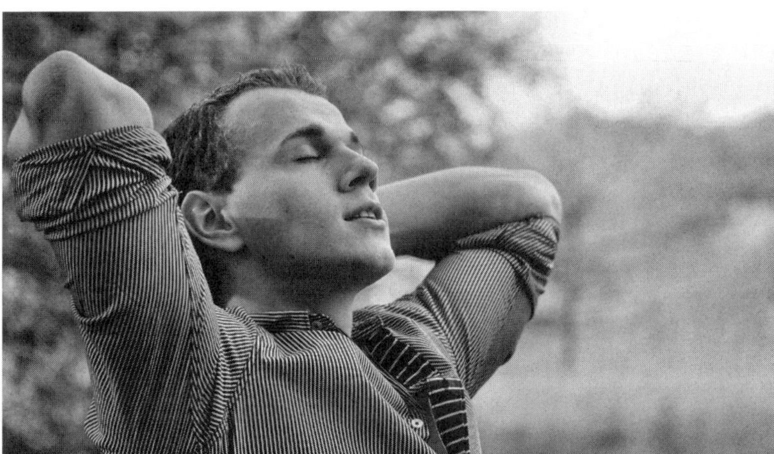

Die Methode im Überblick

A) Suchen Sie sich täglich eine Mahlzeit aus, bei der Sie sowohl davor als auch danach etwas Zeit haben, um sich ein paar Notizen zu machen. Dazu zwei Tipps:

1. Schreiben Sie sich die folgenden Fragen vorher auf oder kopieren Sie sie mehrmals, damit Sie im Alltag keine Zeit damit verlieren, die Fragen aufschreiben zu müssen.
2. Wenn Sie gemeinsam mit Freunden, Kollegen oder Ihrer Familie essen, werden sich die anderen vielleicht über das mysteriöse Büchlein wundern. In diesem Fall sollten Sie einfach sagen, was Sie da machen. Natürlich können Sie die anderen auch dazu einladen mitzumachen und das Ganze als interessantes psychologisches Gemeinschaftsexperiment anbieten.

B) Notizen kurz vor dem Essen:

- »Habe ich im Moment wirklich Hunger?«
- »Habe ich wirklich Lust auf das, was ich essen werde?«
- »Ist die Portion angemessen?«
- »Gibt es im Moment Gefühle, die mich belasten, wie Ärger, Frust, innere Unruhe oder Langeweile?«
- »Auf einer Skala von 0 bis 10: Wie hoch würde ich meinen Stresspegel im Moment einschätzen?« (siehe Seite 63)

C) Notizen kurz nach dem Essen:

- »Wie geht es mir? Was sagt mein Körper?«
- »Welche Gefühle kann ich gerade wahrnehmen?«
- »Auf einer Skala von 0 bis 10: Wie hoch würde ich meinen Stresspegel im Moment einschätzen?«

Ein Wort zum Schluss

In diesem Buch haben Sie eine Fülle von Techniken kennengelernt, die Ihnen dabei helfen werden, achtsamer zu essen und dabei auf natürliche Weise abzunehmen. Selbst, wenn Sie nur eine Übung am Tag auswählen, sind Sie 33 Tage in einem Prozess, in dem Sie Ihre Achtsamkeit entwickeln. Natürlich können Sie das Ganze aber auch auf 33 Wochen erweitern oder gar Ihr Leben lang üben, achtsamer, wacher, bewusster und zufriedener zu werden.

Tatsächlich hört Achtsamkeit nie auf – es gibt kein Ziel, denn das Ziel liegt im Wachstum an sich, und im Gegensatz zu wirtschaftlichem Wachstum ist inneres Wachstum tatsächlich unbegrenzt.

Ich möchte Sie dazu einladen, kreativ mit den Übungen umzugehen. Es ist gut möglich, dass Sie ein oder zwei Methoden finden, die Ihnen besonders am Herzen liegen und auf die Sie sich längere Zeit konzentrieren wollen. Andere Methoden werden Sie vielleicht nur einmal ausprobieren und dann »vergessen«. Doch wer weiß – vielleicht fallen Sie Ihnen eines Tages wieder ein, in einem Augenblick, der wie geschaffen ist, eben genau diese Methode einzusetzen.

Es hat sich gezeigt, dass Menschen, die sich auf den Weg der Achtsamkeit begeben, oft ein Leben lang dabei bleiben. Da Achtsamkeit seine Belohnung schon in sich trägt und es sich einfach gut anfühlt, achtsam zu leben, ist das kein Wunder. Dennoch sollten Sie nie vergessen, dass Achtsamkeit eben auch ein Übungsweg ist.

Falls Sie das Gefühl haben, Ihre Übung intensivieren zu wollen, gibt es dazu viele Möglichkeiten. Sie können Yoga lernen, einen MBSR-Kurs (Stressbewältigung durch Achtsamkeit) belegen oder sich einer Gruppe anschließen, die regelmäßig meditiert. Sie können sich mit dem 5-Wochen-Programm beschäftigen, das ich in meinem Buch »Schlank durch Achtsamkeit« (systemed) beschrieben habe oder sich auf das Experiment der »Minus-1-Diät« (Südwest-Verlag) einlassen – eine Übung in Achtsamkeit, für die Sie acht Wochen Zeit einplanen sollten.

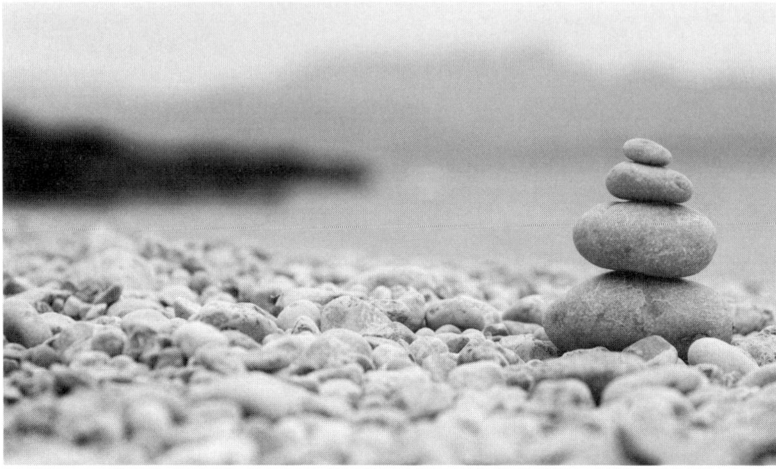

Gerne können Sie uns auch im Internet besuchen und sich mit Gleichgesinnten austauschen: http://www.long-schweppe.de/IfAE/IfAE/Home.html, www.institut-für-achtsames-essen.de, www.facebook.com/minus.1.diaet

Bedenken Sie jedoch, dass es auch ganz unkonventionelle Wege gibt, intensiver, lebendiger und achtsamer zu leben und auf diese Weise zu mehr Leichtigkeit zu finden. Beispielsweise können Sie Freundschaft mit Ihrem Körper schließen, sich mehr bewegen, Taiji lernen, barfuß über Wiesen laufen, sich in die Sonne legen oder in einen kalten Bergsee springen … Oder Sie können Freundschaft mit Ihren Gefühlen schließen und damit aufhören, sich selbst zu verurteilen und zu bewerten. Und natürlich gibt es unendlich viele Möglichkeiten, mehr Lust und Genuss in Ihr Leben zu zaubern – beispielsweise indem Sie lernen, indisch zu kochen, Aquarelle zu malen oder Klavier zu spielen. Sie können in ferne Länder reisen oder aber in die Tiefe Ihres Herzens – und natürlich lässt sich das auch beides gut miteinander vereinen …

Anhang

Die 33 Methoden auf einen Blick

1. Achtsam essen

- Sitzen Sie entspannt und atmen Sie tief durch.
- Sehen Sie die Nahrungsmittel bewusst an, berühren Sie sie wenn möglich und riechen Sie das Aroma.
- Erspüren Sie den jeweiligen Bissen im Mund.
- Kauen Sie gründlich.
- Achten Sie auf den Schluckvorgang.

2. Essen ohne Ablenkung

- Setzen Sie sich zum Essen hin.
- Schalten Sie Ablenkungen aus: Handy, Radio, TV, Computer usw. Legen Sie Zeitungen und Bücher weg.

3. Schmeckt's?

- Halten Sie beim Essen kurz inne und legen Sie das Besteck weg.
- Dreimal tief durchatmen.
- Nehmen Sie den Geschmack wahr und prüfen Sie, ob das Essen Ihnen wirklich schmeckt.

4. Die Achtsamkeit auf den Körper lenken

- Nehmen Sie eine aufrechte Haltung beim Essen ein.
- Nehmen Sie guten Kontakt zum Boden und der Sitzunterlage auf.
- Lassen Sie Muskelanspannungen los.
- Achten Sie auf alle Körperempfindungen.
- Spüren Sie die Atembewegung.
- Nehmen Sie alle Empfindungen wahr, die mit dem Essen zusammenhängen.

5. Die Achtsamkeit auf die Gefühle lenken

- Achten Sie vor und während des Essens auf Ihre Gefühle.
- Spüren Sie zunächst Ihre Grundstimmung.
- Achten Sie dann darauf, ob es konkret wahrnehmbare Gefühle gibt.

6. Werfen Sie einen Anker

- Beim Essen aufrecht sitzen, dreimal durchatmen.
- Einen Anker benutzen, um sich selbst daran zu erinnern, achtsam zu essen: zum Beispiel die Handflächen zusammenlegen.

7. Slow Food statt Fast Food	▪ Setzen Sie sich zum Essen hin. Planen Sie genug Zeit ein. ▪ Essen Sie langsamer, kauen Sie öfter, legen Sie viele kleine Pausen ein. ▪ Richten Sie die Konzentration ganz auf den Geschmack.
8. Essen im Hier und Jetzt	▪ Entscheiden Sie sich bewusst, sich für die Übung Zeit zu nehmen. ▪ Bereiten Sie den Tisch vor, schaffen Sie eine schöne Atmosphäre. ▪ Spüren Sie Ihren Körper, nehmen Sie die Kontaktpunkte wahr. ▪ Lenken Sie die Achtsamkeit auf die Gedanken. ▪ Mit allen Sinnen achtsam essen. ▪ Abschweifungen wie Gedanken, Gefühle oder Körperempfindungen kurz benennen. ▪ Richten Sie die Achtsamkeit dann immer wieder auf das Essen.
9. Sich achtsam bewegen	▪ Finden Sie heraus, welche Bewegungs- oder Sportart Ihnen Spaß macht. ▪ Beachten Sie Ihre Grenzen; trainieren Sie nur im Wohlfühlbereich. ▪ Achten Sie beim Sport auf Ihren Atem. ▪ Richten Sie die Achtsamkeit auch auf den Körper und die Körperbewegungen.
10. Hunger oder Appetit? Den Unterschied spüren	▪ Innerlich »Stopp« sagen, innehalten. ▪ Unterscheiden Sie, ob Sie Hunger oder Appetit haben. ▪ Entscheiden Sie bewusst, ob Sie weiteressen wollen oder nicht.
11. Bestimmen Sie Ihren Stresspegel	▪ Nehmen Sie körperliche Spannungen wahr. ▪ Nehmen Sie emotionale Stressauslöser wie negative Gefühle wahr. ▪ Nehmen Sie mentale Stressauslöser wie belastende Gedanken wahr. ▪ Ordnen Sie Ihren Stresspegel auf einer Skala zwischen 0 und 10 ein. ▪ Beobachten Sie die Auswirkungen auf das Essverhalten.

12. Emotionale Problemzonen?

- Aktuelles Gefühl wahrnehmen.
- Gefühl neutral benennen: »Da ist Ärger/Traurigkeit/Nervosität …«
- Gefühl im Körper lokalisieren.
- Achtsamkeit zunächst auf das Gefühl gerichtet lassen, dann auf den Atem verlagern.

13. Öfter mal was Neues

- Neue Rezepte ausprobieren.
- Neue Zutaten verwenden.
- Andere Produkte einkaufen.
- Neue Restaurants testen.

14. Achtsam Diät halten?

- Wählen Sie Ihre Lieblingsdiät aus.
- Lenken Sie die Achtsamkeit während der Diät verstärkt nach innen: »Wie fühle ich mich körperlich? Wie geht es mir psychisch?«

15. Eine Woche ohne Zucker

- Planen Sie eine feste Woche für das Experiment ein.
- Streichen Sie jede Form von Industriezucker, Süßigkeiten, süße Getränke in dieser Woche.
- Beobachten Sie die Auswirkungen auf Ihren Körper, Ihr Gewicht und Ihre Stimmungen.

16. Das Achtsamkeitstagebuch

- Legen Sie abends Papier und Stift bereit.
- Beantworten Sie für sich folgende Fragen: »Wie habe ich gegessen?« (schnell/langsam; viel/wenig; stehend/sitzend; abgelenkt/konzentriert; allein, in Gesellschaft)
- »Welche Gefühle hatte ich?« (vor dem Essen, währenddessen, danach)

17. STOPP! In 3 Minuten gegen den Autopiloten

- Vor oder während des Essens kurz innehalten (Stopp!)
- Achtsamkeit auf den Körper und die Haltung lenken.
- Achtsamkeit auf die Erfahrungen im Jetzt lenken – dabei Gedanken, Gefühle und sinnliche Reize wahrnehmen.
- Atem spüren – Kommen und Gehen der Atembewegung beobachten.
- Achtsamkeit vom Atem auf die Körperempfindung ausdehnen.

18. Achtsamkeit in der Kantine?

Wenn Sie auswärts essen, dann beobachten Sie:

- Haben Sie Wahlmöglichkeiten, wo Sie essen?
- Haben Sie Wahlmöglichkeiten, mit wem Sie essen?
- Was bestellen Sie?
- Achten Sie auf Ihre Stimmung.
- Können Sie Ihr Essen auch in Gesellschaft genießen?

19. Eine Woche vegan	▪ Verzichten Sie eine Woche auf alle tierischen Produkte wie Fleisch, Geflügel, Fisch und Milchprodukte. ▪ Beobachten Sie, wie sich diese Ernährungsweise auf Sie auswirkt. Was ändert sich im Körper? Verändern sich die Gefühle? ▪ Treffen Sie aufgrund Ihrer Erfahrungen eine Entscheidung, wie Sie sich in Zukunft ernähren wollen.
20. Weniger ist mehr	▪ Fragen Sie sich vor dem Essen, ob weniger mehr wäre und Sie die Menge reduzieren sollten. ▪ Nehmen Sie achtsam wahr, wie es sich anfühlt, zu viel zu essen. ▪ Essen Sie langsam und machen Sie viele Pausen.
21. Es ist okay, so wie es ist	▪ Achtsamkeit ist frei von Wertung. Welche Probleme rund um das Essen auch auftauchen mögen (Gewichtsprobleme, Willensschwäche, Unzufriedenheit, Selbtverurteilung) – wiederholen Sie innerlich mehrmals den Satz: »Es ist okay. Es macht nichts. Es ist vollkommen in Ordnung, so zu handeln (sich so zu fühlen).«
22. Das Universum in der Orangenmarmelade	Lernen Sie, Ihre Nahrung wertzuschätzen. Fragen Sie sich: ▪ »Woher stammt das Essen, wo ist es gewachsen?« ▪ »Wie viele Menschen haben wohl mitgeholfen, damit Anbau, Ernte, Verpackung, Transport und Verkauf meines Essens möglich waren?« ▪ »Gibt es alternative Produkte, deren Herstellung mit meinen Werten in Einklang ist?« (Fairness, Umweltschutz, Nahrungsmittel aus der Region)
23. Seien Sie kein braver Esser	▪ Durchbrechen Sie die Gewohnheit, alles aufzuessen. ▪ Nehmen Sie sich schon vor dem Essen vor, einen Rest auf dem Teller zu lassen. ▪ Beobachten Sie, wie sich das anfühlt und ob Widerstände auftreten.
24. Schokoladen-Meditation	▪ Legen Sie ein Stückchen Schokolade auf den Teller. ▪ Nehmen Sie die Schokolade mit allen Sinnen wahr: Schauen Sie sie genau an und schnuppern Sie daran. ▪ Lassen Sie die Schokolade dann langsam auf der Zunge zergehen. ▪ Lenken Sie Ihre Achtsamkeit auf das Genießen und achten Sie auf Ihre Gefühle.

25.
Sitzmeditation

- Sitzen Sie aufrecht und entspannt.
- Schließen Sie die Augen.
- Scannen Sie Ihren Körper innerlich von unten nach oben (von den Füßen bis zum Scheitel) durch.
- Beobachten Sie Ihren Atem – das Heben und Senken der Bauchdecke.
- Achten Sie auf alle momentanen Erfahrungen: Nehmen Sie Gedanken, Gefühle, Geräusche oder Körperempfindungen wahr, wenn sie auftauchen – und kehren Sie mit der Achtsamkeit dann immer wieder zur Atmung zurück.

26.
Die Achtsamkeit auf die Gedanken lenken

- Beobachten Sie beim Essen, was Sie denken.
- Teilen Sie die Gedanken in »neutrale Gedanken«, »Bewertungen« und »Glaubenssätze« ein.
- Beobachten Sie, wie sich Ihre Gedanken auf Ihre Gefühle und Ihr Essverhalten auswirken.

27.
Nur ein Tropfen

- Trainieren Sie Ihren Geschmackssinn: Essen Sie Dinge, die Sie noch nie gegessen haben.
- Versuchen Sie, verschiede Fruchtsorten, Gewürze und Kräuter zu »erschmecken«.
- Füllen Sie vier Gläser mit je einem halben Liter Wasser. Fügen Sie dem ersten Glas einen Tropfen Zitronensaft, dem zweiten einen Tropfen Ahornsirup, dem dritten einen Tropfen Tabasco und dem vierten einen Tropfen Sojasauce hinzu. Versuchen Sie mit geschlossenen Augen herauszuschmecken, an welchem Glas Sie jeweils nippen.

28.
Essen im Schweigen

- Essen Sie allein »im stillen Kämmerlein« oder laden Sie eine Freundin oder einen Freund ein, um gemeinsam schweigend zu essen.
- Essen Sie, ohne zu sprechen.
- Beobachten Sie, ob Sie so intensiver genießen können und welche Gedanken oder Gefühle auftauchen.

29.
Was heißt schon »gesund«?

- Sie dürfen alles essen. Essen Sie, was Sie wollen!
- Beobachten Sie, ob Sie Nahrungsmittel in »gut« oder »schlecht« einteilen.
- Wie beeinflussen diese Wertungen Ihre Gefühle?
- Hören Sie beim Essen auf Ihren Körper, nicht auf Ihren Kopf!

30. Achtsam mit Fessanfällen umgehen	▪ Beim nächsten Fressanfall: Bleiben Sie gelassen! ▪ Achten Sie auf die Momente, in denen Sie inmitten eines Fressanfalls aus der »Trance« erwachen; lenken Sie die Achtsamkeit dann sofort auf den Atem. ▪ Fragen Sie sich nach einer Fressattacke, was der Auslöser war: Hinterfragen Sie Ihre Gefühle und Stimmungen, ohne diese jedoch zu bewerten.
31. Satt oder übersättigt?	▪ Achten Sie nach dem Essen auf sich. ▪ Beobachten Sie, wie Sie sich fühlen. ▪ Lenken Sie die Achtsamkeit zuerst auf Ihre Emotionen, danach auf Ihren Körper. ▪ Fühlen Sie sich satt oder übersättigt? Woran bemerken Sie den Unterschied?
32. Noch nicht!	▪ Bei Lust oder Heißhunger auf Kalorienbomben: Sagen Sie innerlich: »Noch nicht!« Verschieben Sie die Befriedigung Ihrer Gelüste um einige Minuten. ▪ Beobachten Sie, wie sich das anfühlt. ▪ Beobachten Sie, ob die Versuchung nachlässt. ▪ Wiederholen Sie das beim nächsten Heißhungeranfall noch einmal.
33. Notizen im Hier und Jetzt	▪ Besorgen Sie sich ein kleines Notizbuch, das Sie im Alltag mitnehmen können. ▪ Notieren Sie kurz vor dem Essen, ob Sie wirklich Hunger haben, ob die Menge angemessen ist und ob Stressgefühle Sie belasten. ▪ Notieren Sie kurz nach dem Essen, wie es Ihrem Körper geht, welche Gefühle gerade vorherrschen und wie hoch Ihr Stresspegel auf einer Skala von 0 bis 10 ist.

Der Bodyscan – eine Übung für jeden Tag

Möglicherweise fragen Sie sich, warum Sie im Anhang dieses Buches die Anleitung für einen Bodyscan finden. Beim Bodyscan handelt es sich um eine klassische Achtsamkeitsübung, eine »Kurzreise durch den Körper«, bei der wir unseren Körper mithilfe unserer Achtsamkeit Schritt für Schritt innerlich »durchscannen«. Die Technik dient dazu, einen guten Kontakt zu unserem Körper aufzunehmen und unsere Körperwahrnehmung zu entwickeln.

Doch was hat das alles mit Gewichtsreduktion zu tun? Eine ganze Menge: Indem wir den Bodyscan durchführen, entwickeln wir unsere Konzentration. Gleichzeitig lernen wir, unsere Aufmerksamkeit einmal ganz auf uns selbst zu lenken und dabei eine neue Perspektive einzunehmen: Statt unseren Körper immer von außen und als Objekt zu sehen, mit dessen Aussehen wir unzufrieden sind, statt unseren Körper also ständig zu beurteilen und zu verurteilen, beginnen wir, seine Lebendigkeit hautnah zu spüren. So verlagern wir unsere Konzentration von der Selbstverurteilung zum Selbstbewusstsein.

Ein gesundes Selbstbewusstsein ist unabhängig davon, was die Waage anzeigt. Durch den Bodyscan lernen Sie, Ihrem Körper auf eine freundliche, mitfühlende Weise zu begegnen. Sie freunden sich mit Ihrem Körper an, statt dauernd gegen ihn anzukämpfen. Gerade Menschen, die unter Übergewicht leiden, neigen dazu, ihren Körper und damit einen wichtigen Teil von sich selbst abzulehnen. Hinzu kommt, dass sie sich oft nicht mehr gut spüren können. Hier kann der Bodyscan schnell Abhilfe schaffen, da es sich dabei in erster Linie um eine »Spür-Übung« handelt. Falls Sie unter Gewichtsproblemen leiden, wird ein guter Kontakt zu Ihrem Körper das Abnehmen sehr erleichtern; vor allem aber wird er zu einem Schlüssel für einen völlig neuen Umgang mit sich selbst werden. Auf ganz natürliche Weise wird sich dabei auch das Essverhalten verändern.

Durch den Bodyscan

- verbessern Sie Ihre Körperwahrnehmung,
- lernen Sie, Ihren Körper anzunehmen, wie er ist,
- fangen Sie an, die Signale Ihres Körpers – und dazu gehören auch Hunger- und Sättigungssignale – immer deutlicher wahrzunehmen,
- gewinnen Sie wieder Vertrauen in die Weisheit Ihres Körpers,
- lernen Sie, Ihre Grenzen besser wahrzunehmen – und zwar auch beim Essen.

Neben der Sitzmeditation, die Sie auf Seite 92 bereits kennengelernt haben, gehört der Bodyscan wohl zu den wichtigsten und effektivsten Übungen, um Ihre Einstellung zu sich selbst und damit sowohl Ihre Ernährungsweise als auch Ihr Körpergewicht zu harmonisieren. Obwohl der Bodyscan keine Entspannungsübung im engeren Sinne ist, hilft die Technik doch sehr dabei, loszulassen und gelassener zu werden. Daher lohnt es sich doppelt, sich einmal ganz auf diese Übung einzulassen. Wichtig ist dabei, dass Sie über einen längeren Zeitraum von einigen Wochen möglichst täglich 15 bis 20 Minuten für den Bodyscan reservieren.

Besonders anfangs fällt es am leichtesten, sich durch eine gesprochene Anleitung durch die einzelnen Stationen der Übung führen zu lassen. Sie müssen sich dann einfach nur noch auf den Rücken legen, die Augen schließen und den Anleitungen folgen. Inzwischen werden viele solcher Bodyscan-Anleitungen in verschiedener Länge angeboten. Teils sind sie auf CD, teils frei im Internet erhältlich. Eine kurze, gesprochene Anleitung finden Sie auch auf unserer Homepage www.longschweppe.de. Sie können sich das Ganze im Bereich »Downloads« kostenlos herunterladen.

Einige einfache Bodyscan-Regeln

Beim Bodyscan geht es nicht darum, sich in eine Art Trance zu versetzen. Im Gegenteil! Wir lernen bei dieser Übung, mit unserem Bewusstsein ganz und gar in der Realität des gegenwärtigen Moments einzutauchen und ganz wach zu sein. Bei der Praxis sollten Sie immer im Hinterkopf behalten, dass es nicht darum geht, durch die Übung etwas Besonderes zu erreichen. Es gibt auch keinen »guten« oder »schlechten« Bodyscan, denn jede Erfahrung ist willkommen.

Einige Punkte helfen dabei, typische Fehler zu vermeiden

- Äußere Ruhe: Suchen Sie sich einen ruhigen Ort. Schalten Sie das Telefon aus. Achten Sie darauf, dass der Raum gut gelüftet und warm genug ist. Sie können die Übung auf einer Decke, dem Bett oder einem weichen Teppich durchführen.
- Spüren, was ist: Beim Bodyscan sollten Sie nicht versuchen, etwas Besonderes zu erreichen. Nehmen Sie einfach nur sämtliche Empfindungen wahr, die Ihnen in den jeweiligen Körperregionen begegnen. Dazu gehören neben Wärme, Leichtigkeit oder Entspannung vielleicht auch Schmerzen, Verspannungen, Jucken oder Kribbeln. Lassen Sie alles so sein, wie es ist, und richten Sie Ihre Achtsamkeit immer wieder geduldig auf Ihren Körper.
- Lenken, innehalten und weiterwandern: Lenken Sie Ihre Achtsamkeit Schritt für Schritt auf alle Bereiche Ihres Körpers und beachten Sie dabei die nebenstehende Reihenfolge. Benutzen Sie Ihre Aufmerksamkeit wie eine Taschenlampe, mit der Sie in die jeweiligen Regionen Ihres Körpers hineinleuchten. Nehmen Sie die Empfindungen wahr, die auftreten mögen; strengen Sie sich dabei nicht an, sondern registrieren Sie einfach das Offensichtliche. Halten Sie auf Ihrer Reise durch den Körper an jeder Station kurz inne, doch verharren Sie nicht zu lange an einem Punkt. Wandern Sie stattdessen immer weiter und bewegen Sie sich wie ein Scanner durch Ihren Körper – achtsam und entspannt.

Der Bodyscan – Schritt für Schritt Kontakt zum Körper aufbauen

Vorbereitung: Legen Sie sich entspannt und bequem auf den Rücken und schließen Sie möglichst die Augen. Wenn Sie wollen, können Sie sich zudecken und den Nacken durch ein kleines Kissen unterstützen. Die Arme liegen locker neben den Körper.

1. Spüren Sie zunächst Ihren ganzen Körper – die Schwere und die Kontaktpunkte zum Boden. Wie fühlt sich Ihr Körper in diesem Augenblick an?

2. Lenken Sie Ihre Achtsamkeit jetzt auf den Atem. Spüren Sie die Bewegung des Atems an der Bauchdecke, in der Brust oder an den Nasenflügeln. Beobachten Sie, wie die Luft sanft in den Körper einströmt und wieder ausströmt. Verändern Sie Ihren Atem jedoch nicht, sondern lassen Sie ihn sein, wie er ist.

3. Scannen Sie Ihren Körper jetzt von unten nach oben durch. Beginnen Sie mit den Zehen und Füßen. Richten Sie die Achtsamkeit in diesen Bereich – zu den Zehen – den Fußsohlen – und den Fußrücken. Spüren Sie dann beide Füße als Ganzes – wie fühlen sie sich an? Schwer oder leicht? Kalt oder warm? Was immer Sie spüren – es ist vollkommen in Ordnung.

4. Als Nächstes lenken Sie die Achtsamkeit auf beide Unterschenkel – auf die Empfindungen in den Waden und Schienbeinen. Erforschen Sie dann auch die Empfindungen in den Knien.

5. Wandern Sie mit Ihrer Achtsamkeit aufwärts zu den Oberschenkeln bis zu den Hüften. Wie fühlen sich Ihre Beine an? Spüren Sie den Kontakt zur Unterlage? Gibt es Empfindungen wie Kribbeln, Schmerzen oder Wärme?

6. Lenken Sie die Aufmerksamkeit jetzt auf die Hüften und dann weiter in den Beckenraum und zum Beckenboden. Können Sie hier die Atembewegung wahrnehmen?

7. Richten Sie die Achtsamkeit zum Gesäß. Nehmen Sie alle Empfindungen wahr. Wandern Sie dann aufwärts – erst zum unteren Rücken – dann zum mittleren – und schließlich zum oberen Rücken. Nehmen Sie die ganze Wirbelsäule wahr – die Schulterblätter und den Raum zwischen den Schulterblättern. Spüren Sie noch einmal den ganzen Rücken, und achten Sie auf alle Empfindungen.
8. Wandern Sie mit Ihrer Achtsamkeit nun zum Unterbauch. Spüren Sie das Heben und Senken beim Atmen? Und wie fühlt sich das Innere des Bauches an?
9. Wandern Sie achtsam aufwärts – zum Bauchnabel – zum Oberbauch – zum Magen.
10. Lenken Sie Ihre Achtsamkeit dann auf den Brustkorb und die Rippen. Können Sie den Atem auch hier spüren?
11. Spüren Sie nun Ihre Schultern, wandern Sie an den Armen abwärts bis zu den Händen. Lenken Sie die Achtsamkeit auf die Handflächen – die Handrücken – und die Finger. Was können Sie in diesem Bereich wahrnehmen?
12. Wandern Sie von den Fingern wieder aufwärts – über die Arme und Schultern zum Hals. Richten Sie die Achtsamkeit auf den Nacken. Wie fühlt er sich an? Weich oder angespannt – kühl oder warm?
13. Nehmen Sie den Kopf wahr – den ganzen Kopf und das Gewicht des Kopfes. Erforschen Sie die Empfindungen in Ihrem Gesicht: Spüren Sie das Kinn – den Kiefer – die Mundhöhle und die Lippen. Spüren Sie dann auch, wie sich Wangen, Nase und Ohren anfühlen. Wandern Sie mit Ihrer Aufmerksamkeit zu den Augen. Achten Sie auf alle Empfindungen im Bereich der Augäpfel und Augenhöhlen. Spüren Sie auch Stirn und Schläfen.
14. Nehmen Sie Ihren ganzen Körper abschließend noch einmal wahr – vom Scheitel abwärts durch den ganzen Körper bis hinab zu den Fußsohlen. Spüren Sie, wie Sie hier liegen – mit allen Empfindungen, die in diesem Moment auftauchen mögen. Was immer es ist: Es ist in Ordnung.
15. Um den Bodyscan zu beenden, atmen Sie dreimal tief und langsam durch, bevor Sie die Augen öffnen und sich strecken.

Ungebetene Gäste?

Beim Bodyscan geht es an sich darum, mit seiner Aufmerksamkeit ganz bei den Empfindungen des Körpers zu bleiben. Allerdings werden Sie schnell merken, dass das gar nicht so leicht ist, da schon bald Gedanken auftauchen werden. Vielleicht ertappen Sie sich, dass Sie an Ihre Steuererklärung, das Telefonat mit Ihrer Mutter oder den Kommentar einer Kollegin denken müssen, oder dass plötzlich Erinnerungen an den letzten Urlaub auftauchen.

Zunächst sollten Sie sich bewusst machen, dass Ablenkungen ganz normal sind. Unser Geist ist immer in Bewegung, daher werden auch beim Bodyscan immer wieder Gedanken oder Gefühle auftauchen. Manchmal werden Sie sich von Gedanken oder Bildern für eine Weile wegtragen lassen, doch früher oder später werden Sie erkennen, dass Sie sich in Tagträumen, Sorgen, Erinnerungen oder Zukunftsplänen verloren haben. Jeder Moment, in denen Sie dies bemerken, ist ein Moment der Achtsamkeit. Wann immer Sie erwachen, können Sie drei einfache Dinge tun:

1. Registrieren Sie, dass Gedanken oder Gefühle in Ihrem Geist aufgetaucht sind.
2. Akzeptieren Sie, dass diese Teil der Reise sind; heißen Sie Ihre Gedanken und Gefühle willkommen und verurteilen Sie sich nicht.
3. Kehren Sie einfach wieder sanft mit der Achtsamkeit auf den Atem und die Körperempfindungen zurück. Setzen Sie den Bodyscan an dem Punkt fort, an dem Sie ihn unterbrochen haben.

Literaturempfehlungen

- Bays, J. C.: Achtsam essen. Vergiss alle Diäten und entdecke die Weisheit deines Körpers. Arbor, Freiburg 2009
- Bollwein, J.; Schweppe, R.: Minus-1-Diät - Das Kochbuch. Leichter genießen mit der Achtsamkeitsformel. Südwest, München 2013
- Kabat-Zinn, J.: Gesund durch Meditation: Das große Buch der Selbstheilung. Knaur, München 2011
- Lehrhaupt, L.; Meibert, P.: Stress bewältigen mit Achtsamkeit , Kösel, München 2010
- Long, A.; Schweppe, R.: Die 7 Geheimnisse der Schildkröte. Den Alltag entschleunigen, das Leben entdecken. Heyne, München 2010
- Roth, G.: Essen ist nicht das Problem. Kailash, München 2011
- Schweppe, R.; Schwarz, A.: Die Minus-1-Diät – Freier und leichter werden mit der Achtsamkeitsformel. Südwest, München 2011
- Schweppe, R.; Schlank durch Achtsamkeit – Durch inneres Gleichgewicht zum Idealgewicht. systemed, 2019
- Zölls, D.; Zirkelbach, C.: Wie Zen schmeckt. Die Kunst des achtsamen Genießens – Mit über 50 Rezepten, Kösel, München 2009

Register

M

N

O

R

S

T

U

V

W

Y

Bibliografische Information der Deutschen Nationalbibliothek
Die Deutsche Nationalbibliothek verzeichnet diese Publikation in der Deutschen Nationalbibliografie. Detaillierte bibliografische Daten sind im Internet über http://dnb.d-nb.de abrufbar.

Für Fragen und Anregungen
info@rivaverlag.de

Wichtiger Hinweis
Dieses Buch ist für Lernzwecke gedacht. Es stellt keinen Ersatz für eine individuelle medizinische Beratung dar und sollte auch nicht als solcher benutzt werden. Wenn Sie medizinischen Rat einholen wollen, konsultieren Sie bitte einen qualifizierten Arzt. Der Verlag und der Autor haften für keine nachteiligen Auswirkungen, die in einem direkten oder indirekten Zusammenhang mit den Informationen stehen, die in diesem Buch enthalten sind.

1. Auflage 2019

Nymphenburger Straße 86
D-80636 München
Tel.: 089 651285-0
Fax: 089 652096

Die Originalausgabe erschien 2013 im systemed Verlag.

Redaktion: systemed Verlag, Lünen
Umschlaggestaltung und -motiv: Hauptmann & Kompanie Werbeagentur, Zürich
Satz: A flock of sheep, Lübeck; Andreas Linnemann, München
Fotografie: www.fotolia.com; Olga Lyubkin, S. 3; Franz Pfluegl, S. 9; Kristin Gründler, S. 31; magann, S. 33; Piotr Marcinski, S. 37; kwiatek7, S. 39; detailblick, S. 41; pablocalvog, S. 45; mbt_studio, S. 46; Ljupco Smokovski, S. 49; Subbotina Anna, S. 51; styleuneed, S. 55; Peter Atkins, S. 57; Minerva Studio, S.59; detailblick, S. 61; olly, S. 63; auremar, S. 64; Kzenon, S. 67; Kzenon, S. 69; valiza14, S. 70; Yuri Arcurs, S. 72; lithian, S.74; CandyBox Images, S. 76; Stefan Körber, S. 79; Visions-AD, S. 80; Kzenon, S. 86; Aaron Amat, S. 88; DennisMoosburger, S. 89; Yuri Arcurs, S. 94; hiphoto39, S. 99; vgstudio, S. 102; Grischa Georgiew, S. 99; CandyBox Images, S. 103; lithian, S. 108; westfoto, S. 106; photoparis, S. 109
Druck: GGP Media GmbH, Pößneck
Printed in Germany

ISBN Print 978-3-95814-295-4
ISBN E-Book (PDF) 978-3-95814-296-1
ISBN E-Book (EPUB, Mobi) 978-3-95814-297-8